治療現場からの報告——

花粉症にはホメオパシーがいい

アトピー性皮膚炎からがんまで、
エネルギー医学の大きな力

帯津良一
日本ホメオパシー医学会理事長

板村論子
日本ホメオパシー医学会専務理事

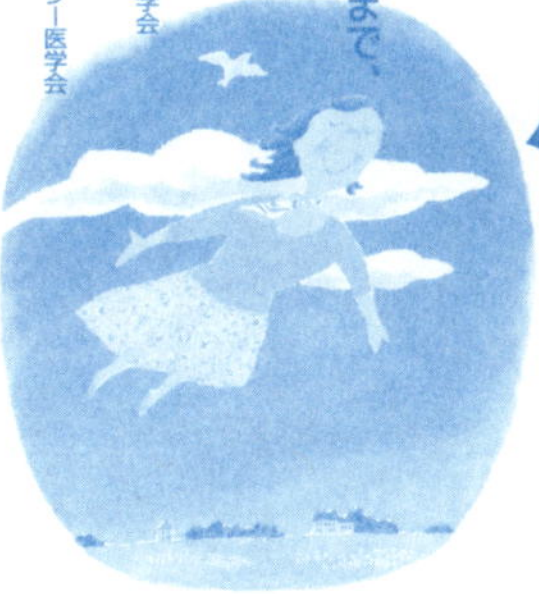

風雲舎

［はじめに］

ホメオパシーという大きな可能性

帯津良一

ある詩人と、エネルギーとは何かという対談をしているときに、花粉症の話が出ました。私が、「花粉症にはホメオパシーがいいですよ」と申し上げると、しばし花粉症とホメオパシーの談義となりました。するとそばにいた出版社の担当者が、「えっ」と言ってがぜん身を乗り出してきました。娘さんの花粉症がひどく、「その時期が来ると、目玉を取り出して水道でザブザブ洗いたくなる」ほどの重症だといいます。だから苦しんでいる人々に助けの手を伸ばしてくれませんかというのです。

私の経験からいうと、花粉症が発症するのは、そうさせる抗原（アレルゲン）があるからです。ですから抗原に対処すればいいのですが、その際、原因となるものを根こそぎ一〇〇パーセント取り去る必要はなく、八〇パーセント、六〇パーセントと減ずることで花粉症はしのげる。それにはホメオパシーがいいですよ――そんなことからこの本の話がスタートしました。

さて、いざ執筆がスタートしてみると、これが面白いのです。

これまでホメオパシーに関わってきたあれこれが一気に思い出されました。

グラスゴー、ロンドン、ギリシャに熱心に通ったこと、まるで医学生時代のように必死に一週間びっしり詰まったセミナーを受講し、海外のこの道の先達《せんだつ》に学んだこと、当時は資料といっても何もないに等しく、がむしゃらに原書を読み込み、一つひとつを確かめながら基礎を学んだこと――それにしてもあれほど予定が詰まっていたのに、よく足繁く飛行機に飛び乗ったものです。

ホメオパシーは、西洋医学のように高熱を発したら解熱剤を、化膿したら化膿止めをという対症的な方法ではなく、病んでいる人のエネルギーに働きかけるものです。その人の身体《からだ》のエネルギーに直接働きかけるのです。人はそれぞれいろいろな思いやいろいろな身体的状況の中で生きています。そのようなエネルギーのあり方を私は「エネルギー場」と呼ぶのですが、ホメオパシーはそういう場に関与して身体を元の正常な姿に戻していく医学、つまりエネルギー医学なのです。場に関わる医学だとすれば、これはまさに私が求めてきたホリスティック医学です。漢方も同じくエネルギー場に働きかけるのですが、私がずっと求めてきたホリスティック医学を成就させるためには、ホメオパシーというエネルギー医学の道を通らなければならない。いや、ここをくぐり抜けないと先が見えてこない……そんな気持ちが、私を突き動かしたのだと思います。

詳しくは本文で論じますが、ホメオパシーをうちの病院に導入してみると、これがなかなかのものです。花粉症、パーキンソン病、難聴、アトピー性皮膚炎からがんに至るまで、意外と思えるほどの力を発揮するのです。私の場合は主にがん患者さんへの適用ですが、その実績を振り返ると、それまでいったい何をしていたのだろうと思うほどのパワーです。五年半を経た今日では、ホメオパシーはうちの病院の人気スターの座を確保しています。

ホメオパシーはこうしてわが国でも少しずつ根づいてきたようですが、むろん私一人でやってきたのではありません。その基礎づくり、態勢づくり、先進国との折衝などは、実はこの本の共同執筆者である板村論子先生の努力に負うところが大なのです。板村先生はアレルギー性疾患や膠原病《こうげんびょう》、女性の病気や心身症での分野でホメオパシーをもって患者さんに対しながら、一方で「日本ホメオパシー医学会」を立ち上げ、この人がいなければ今日がなかったというほど、献身的にホメオパシーの基礎づくりに尽くしてきた医師です。よく頑張ってくれたなあという思いが深く、私の敬愛する同志でもあります。

本書は『花粉症にはホメオパシーがいい』というタイトルですが、その実、花粉症からがんに至る多くの病にホメオパシーがどんな働きをするかを振り返ったものです。第二章・第四章は板村が、第三章・第五章は帯津がそれぞれ担当しましたが、その意味ではホメオパシーの入門書といえるかもしれません。

この道の研究は今後ますます進捗《しんちょく》するでしょうが、その一端を示すものとなれば幸いです。ホメオパシーは大きな可能性を秘めている医学ですから。

（日本ホメオパシー医学会理事長・日本ホリスティック医学協会会長・帯津三敬病院名誉院長）

花粉症にはホメオパシーがいい……………目次

［第一章］ホメオパシーが医療の可能性を広げる

[第二章] 花粉症にはホメオパシーがいい（治療現場からの報告）

［第三章］ がん治療とホメオパシー（治療現場からの報告）

【第四章】ホメオパシーの最前線

【第五章】エネルギー医学の幕開け

カバー絵――――川村　康一
カバー装幀――――山口真理子
本文写真――――板村　論子

［第一章］

ホメオパシーが医療の可能性を広げる

〈対談〉帯津良一＋板村論子

ホメオパシーとの出会い

帯津　あちこちで言ったり書いたりしているのですが、私はホリスティック医学（注1）が専門で、いろいろな代替療法をこの二〇年来やってきました。今日のように代替療法が欧米で台頭してくるずっと以前からやっていたので、ホメオパシーも代替療法の一つ、ワンノブゼムと思っていました。だからあえて自分でやらなくてもいい。うちのスタッフで誰かホメオパシーに興味を持つ人が現れたり、あるいはそう思っている人が就職してきてやりたいというのなら大変結構だけど、自分からあえてやる必要はないと思っていたのです。

そうこうしていると、私が副会長をやっている「気の医学会」というところからホメオパシーの話が出てきました。「気の医学会」というのは、「気」に関心を持つドクターの集まりで、もう二〇年ぐらいの歴史があります。ただあまり会員の数は伸びなくて、いまだに七〇人ぐらいでやっているのですが、そこで年に五回ぐらい、東京都内で勉強会をやるのです。さらには年に一回、合宿形式の勉強会も行っています。それも二泊三日とか三泊の泊まりがけで、一つのテーマを決めて勉強会をやる。私はその企画委員長をやっているので、本当は私が勉強会の企画を立てなければならないのですが、忙しいから、世話人会で上がってきたものが私のところにくるのです。そうした中に、ホメオパシーをやりたいという意見がありました。私は最初、なんでホメオパシーを二日もかけてやるのかと不審に思ったのですが、とにかく講師の人選を私に一任するというので、ある人を選んで、池袋のホテルで二泊三日でやったのです。板村先生は憶《おぼ》えていませんか？

板村　いえ。わたしはそのときは出ていませんでした。

帯津　そうですか、いませんでしたか。

そのとき、講師の候補が二人いて、一人は男性で、一人は女性。ただ、どちらも医者ではありません。どちらにしますかと世話人会に聞いたら、「あんたに任せる」と言うので、どっちにするかなと思いながら病院に帰ってみると、たまたまその男性のほうから別件のファックスが入っていました。それでその人に電話して、ファックスの件に返答しながら、そこで決めました。「来てくれますか」と。

その勉強会ではいつも私が司会をすることになっているのですが、自分としてはあまり興味がなかったからぼんやり聞いていたのですが、その話の中で、ホメオパシーでは薬を徹底的に薄めて使う。薬効成分の分子がゼロになるくらいまで薄めるのだと。

そうすると西洋医学の側に立つ医師たちは、それはただの水じゃないかと攻撃するわけです。ただの水が効くなんていうのはプラシーボ（偽薬）効果にすぎないと反論するわけです。それに対してホメオパシー側が、「これは徹底的に薄めて物質性を排除して、薬の霊魂が効くのである」と応答する。そうすると西洋医学側は、それみたことか、そんな宗教みたいなことを言って、と非難する。まあ、こんな様子でした。

それを聞いたときに、ひらめいたのです。

薬の霊魂が効くというのは、「場のエネルギー」(注2)ではないか。「場のエネルギー」だとすると、私の考えでは、これはホリスティック医学です。そこで「あれ?」と思って、それから急に耳をそばだてて彼の言うことを聞きました。そうしたら、もうこれは現有の地球上の医学の中で一番ホリスティックだと、そこで確信したのです。そのときはまだ自分がやるとまでは考えませんでしたが、そう確信すると、日が経《た》つにつれて、ホリスティック医学を成就させるためには、この道を通ったほうがいい。ホメオパシーを一回突き抜けたほうが近道ではないかと思うようになりました。それでだんだんホメオパシーに対する関心が高まってきたのです。

しかしホメオパシーを勉強するといっても、手がかりは講師の彼しかいない。そこで彼に相談したら、「イギリスへ行って二、三年勉強するといいですよ」と言います。だけど病院をやっている身としては二年も三年も病院を空《あ》けるわけにはいかない。ただ私は医者ですから、言葉は悪いがチョコチョコと勉強してしまえば、あとは医師免許証の庇護のもとに治療ができると考えました。それで「一年以内で、ある程度の基礎をあなたが教えてよ」と彼に言ったら、「いいですよ」ということになった。すると彼もなかなかの才覚の持ち主ですから、私一人を教えても能率が悪いと考えたのでしょう、医者向けのセミナーをやると言って参加者を公募した。そうしたら全国から一〇人の医者が集まった。関心を持っている医者が一〇人いたわけです。

そんなわけでセミナーが始まりました。土日にかけて一〇人集めて勉強会をやる。ところが私は土日というと講演の予定が入っていることが多くて、なかなか出席できない。自分で言い出しておきながら、出席率が一番悪いのです。一年で基礎を身につけようと考えたのですが、こんな調子では無理かなと思っていたら、うちの患者さんたちが、私がホメオパシーを始めたというのを知ったわけです。

知ったというのは私がしゃべったからですね。うちの病院では毎週、「名誉院長講話」の時間というのがあって、私が自分の身の周りで起きたことなど、たいていのことをしゃべるのです。そこで私がホメオパシーを勉強していると言うと、もう次の週から、みんなホメオパシーをやってくれと言い出しました。私としてはまだ修業中の身だから無理だ、来年の春になったらやると言ったのですが、「来年なんて、私は生きているかどうか分からない」という人がいたりする。そうなると、もう断れない。これは人道問題かなと思ってね、「じゃあ、やります」と言ってしまいました。

とにかくやることはやるけれど、勉強を始めたばかりであなた方のためになるようなことを身につけていないから、それでもいいかと断りを入れると、患者さんたちは、いい、効かなくてもいいからやってくれと。そこまで言われたら「やりましょう」と言わざるを得ません。ただ私は修業中の身だから、来年の春までは無料でやると言って始めたのですが、それからが大変だった。向こうで出版されたホメオパシーの原書と首っ引きで処方していくわけですから。

ところが、これが患者さんたちにすごい人気だった。無料ということもあったと思うのですが、みんなホメオパシーをやりたがって、希望者がどんどん増えてきた。だから自分が言い出した医者向けのセミナーには半分も出席できなくて、その分、患者さんたちと向き合って、自分で苦労しながらやることになったのです。

宝石代よりも高価なホメオパシーセミナー

板村　それが二〇〇〇年の話ですね。
帯津　そう、「日本ホメオパシー医学会」（ＪＰＳＨ）が発足した年です。

板村 わたしはその前の年に、帯津先生が行かれたそのセミナーに通っていたのです。そのときは医者向けのコースではありませんでした。帯津先生が入るというので、次の年から医者向けのコースができたのだと思います。わたしが行っていたときは参加者は数名で、医者はわたしともう一人の皮膚科の先生だけ、あとの方々はみんな医者ではない人でした。その方々の印象がとても強かったです。なかには明らかに精神疾患の患者さんが受講生でした。ある受講生は、自分はホメオパシーを勉強して医者と同じになろうとしている、患者として治療を受けていた自分が治療をする側に立つなんて思わなかった……そんなことを話していました。

わたしは西洋医学を一生懸命一五年ぐらいやってきたつもりでした。がんの治療などにも関わり、患者さんが亡くなったり、病院側の対応によっては訴訟問題になりかねないようなこともありました。治療者というのは、場合によっては訴訟を起こされることもあるほど責任がある、ということを痛切に感じて医者をやってきました。ですから医者でない人が一年ばかりホメオパシーを勉強して、治療者の側に立つと安易に言われたとき、わたしはびっくりしました。

わたしの場合は帯津先生のように高い志があったわけではなくて、三人目の子どもを妊娠したときに、それまで長年勤めていた大学病院を辞めて、子育てしながら何か勉強をしたいと思っていました。以前から精神療法とか心理療法に関心があって、学生の頃からフロイトやユングなどをよく読んでいましたので、家の近くの大学院に入り直して勉強しようと思っていました。ちょうどその当時、家庭医を開業しているイギリス人の友人が、「イギリスにはホメオパシーがあるよ」と言って一冊の本を貸してくれたのです。それがアンドリュー・ロッキー（注3）の本で、読んでみたらとても興味がわきました。ホメオパシーというのは心理的な治療法だなあと思って、イギリス人の彼にこれを勉強してみたいのだけどどうしたらいいのと尋ねると、「勉強するんだったらイギリスへ行ったほうがいいよ」と、「ファカルティ・オブ・ホメオパシー」（ホメオパシー医師団）のパンフレットをくれたのです。

しかしイギリスへ行くのがいいと言われても、三人目の子どもが生まれた後で、とても行ける状況ではありませんでした。ところが、ずっとお世話になっていた助産師さんが自然育児を熱心に奨励している人で、彼女に「ホメオパシーって知ってる？」「すごくいいのよ」と薦められました。その後、日本で勉強するところを探して、そのセミナーに通うことになったのです。受講料はとても高かったように思います。

帯津　へえ、そんなに高かったのですか？

板村　宝石を買うつもりで、主人には内緒の、なけなしの貯金をはたいたのです。ホンモノかどうか分からないけど、これがダメだったら宝石をドブに落としたつもりになればいいと。

帯津　宝石代が授業料に消えたわけですね。

板村　そう。「えいや！」と、思い切って行ったのです。だけど行ったのはいいけど、そこに来ている人が問題でした。ここで講義を受ければ自分は治療する側になれるわけです。また帯津先生と違ってわたしは真面目に出席しましたから、講義そのものにフラストレーションがすごくたまりました。アグラベーション（注4）とプルービング（注5）の違いを何度聞いても答えてもらえませんでした。また疾患の診断名が不明なのに、この疾患がホメオパシーで治ったと説明されても、わたしには納得がいきませんでした。医学的な知識がないのに、無理やり診断をつけて、ホメオパシーで治ったなどと説明しています。診断名をつけるというのは、それがどういう疾患かを知ってのことでしょう。当然、その疾患が治る過程ということも理解しているはずです。疾患を知らずに、何をもって治ったというのか、そこがどうしても納得いかなくて、結局、半年でやめました。

帯津　じゃあ、宝石をドブに落としちゃったんだ。

板村　そうですね。でもやめてホメオパシーをこのまま勉強しないのも残念だと思っているときに、イギリス人の友人からもらったパンフレットを思い出して、ファカルティに手紙を書いたのです。まず本当にホメオパシーが医学として正当なものか、科学的な論文などがあれば、関連する医学雑誌を読みたいと思いました。それでMEDLINE（注6）で検索した医学雑誌『ブリティッシュ・ホメオパシック・ジャーナル』がファカルティの編集だったことから、海外からでもメンバーになれるのか、さらに勉強する手段があったら教えてほしいと問い合わせたのです。そうしたらグラスゴーの研修コースを教えてくれて、それで研修基礎コースのビデオコースを受講しました。ビデオを見ていくと、それまでのものとはあまりにも違っていました。そこで初めて、ああ、これはちゃんとした医学かもしれないと思ったのです。

イギリスで三年間のホメオパシー研修を一年で勉強した

帯津　当時、私はスピリチュアルヒーリングの勉強に毎年ロンドンに行っていました。団体を組織して、私がその団長でした。自由行動の日が一日あって、そのときにロンドンのロイヤル・ホメオパシー病院を見学する機会があったのです。そのときはホメオパシーにさして興味はなかったのですが、そのホメオパシー病院に行ったら、「オーディット」という制度を始めるという話を聞いたのです。

オーディットというのは、オーディションの動詞で、「監査する」という意味です。何を監査するのかというと、多くの人の評価で医師を監査するというものでした。代替療法というのは西洋医学と違って評価しにくい。マニュアルはないし、エビデンス（科学的根拠）も少ない。そこで患者さんが医者を評価するという評価法をイギリスで始めたわけです。医者の治療についてどのぐらい満足したか――患者さんが医者を評価するという制度です。医者からしたら、非常に歓迎しづらいことですね。それをその病院が率先して、予算をつけ、人員を配置して始めるというのです。私は以前から日本もそういうことを導入しなければいけないと思っていたので、これはいい機会だと思っていろいろ聞いたのですが、向こうもこれから始めようというところで、どうもよく分からない。

そのときはそれで帰国したのですが、どうしてもオーディットの話をもう少し詰めたいと思いました。たまたま私の患者さんの娘さんがロンドン大学にいて、そもそもホメオパシー病院に案内してくれたのが彼女でしたから、彼女に電話して、オーディットについてもう少し知りたいので、できるだけ資料を集めてくれと頼んだのです。そうしたらオーディットについては詳しい人が日本にいるという返事です。それが例のホメオパシーセミナーの主催者だったというわけです。そこで彼と会って、オーディットの話をいろいろしたのですが、そのときはホメオパシーのホの字も出なかった。まあ、彼などが日本にホメオパシーを植えつけたのですから、本来そういう先駆者としての役割はあったと思います。

ただホメオパシーは医学ですから医者がやるべきだし、ほかの医学的な裏づけなしで、ホメオパシーだけで何もかも解決しようとすると、当然無理がいっぱい出てくる……そういう気がしました。

板村　ホメオパシー自体はやっぱり医学の一つなので、西洋医学を抜きにしてホメオパシーだけなんていうのはあり得ない……。

帯津　二〇〇〇年の一月に学会を創ったでしょう。

板村　そうです、九九年の年末に先生のところへホメオパシー学会の理事長を引き受けてくださいと頼みに行ったのです。わたしが例のセミナーをやめた後、大槻真一郎先生（注7）がホメオパシーの勉強会をするとおっしゃっていたのを思い出して、そこで初めて他のホメオパシーを勉強する医師のグループと出会ったのです。

帯津　大槻真一郎さんというのは明治薬科大学の名誉教授ですが、ものすごい博識な方で、自分では博物学者と言っています。ラテン語とギリシャ語の専門家で、彼がホメオパシーに余生を費やすと言って、そのへんをずっと研究しているようでした。

板村　その大槻先生が「ホメオパシーは医者がやるほうがいい。医者がやるべきだ」とおっしゃって、ホメオパシーの学会を創る話になったのです。わたしは学会なんて考えてもいなかったし、自分たちだけで勉強会をやればいいと思っていたのですが、学会を立ち上げるなら誰が理事長がいいかと言ったら、大槻先生が「それは帯津良一しかいない」と。それじゃ頼みに行こうと言って、帯津先生のところを訪ねたのです。帯津先生と最初にお会いしたのは「気の医学会」ですが、正式な出会いといえば、このときですね。

帯津 そうですね、まるで水戸黄門みたいでした。大槻先生が水戸黄門で、助さん格さんみたいに女医さんが二人ついていてね、「もう、あなたしかいない」みたいなことを言う。私もそう言われると、ちょうどホメオパシーをやってやろうと思っていたときだったから、断る理由もない。「じゃあ」なんて、もうそのまま受けたのです。

板村 それで二〇〇〇年の一月に「日本ホメオパシー医学会」が設立されました。それからイギリスのグラスゴー・ホメオパシー病院が属する、「ファカルティ・オブ・ホメオパシー」という団体の会長をつとめているボブ・レクリッジ先生に手紙を書いて交渉したのです。そうしたら、二〇〇〇年の十月にバースの学会でレクリッジ先生と会うことになったのです。そこで日本におけるホメオパシーの研修について協力をお願いしました。その後の交渉で、グラスゴーの研修の講師が日本まで来てくれることになり、学会の八人ぐらいのメンバーが研修を受けるはずでした。でも、どうも何か、向こうでの反対があったのか、それがポシャってしまったのです。わたしは交渉役をやっていたものですから、「どうしよう、どうしよう」ととても心配で不安でしたが、そのときの帯津先生のひと言がすべてで

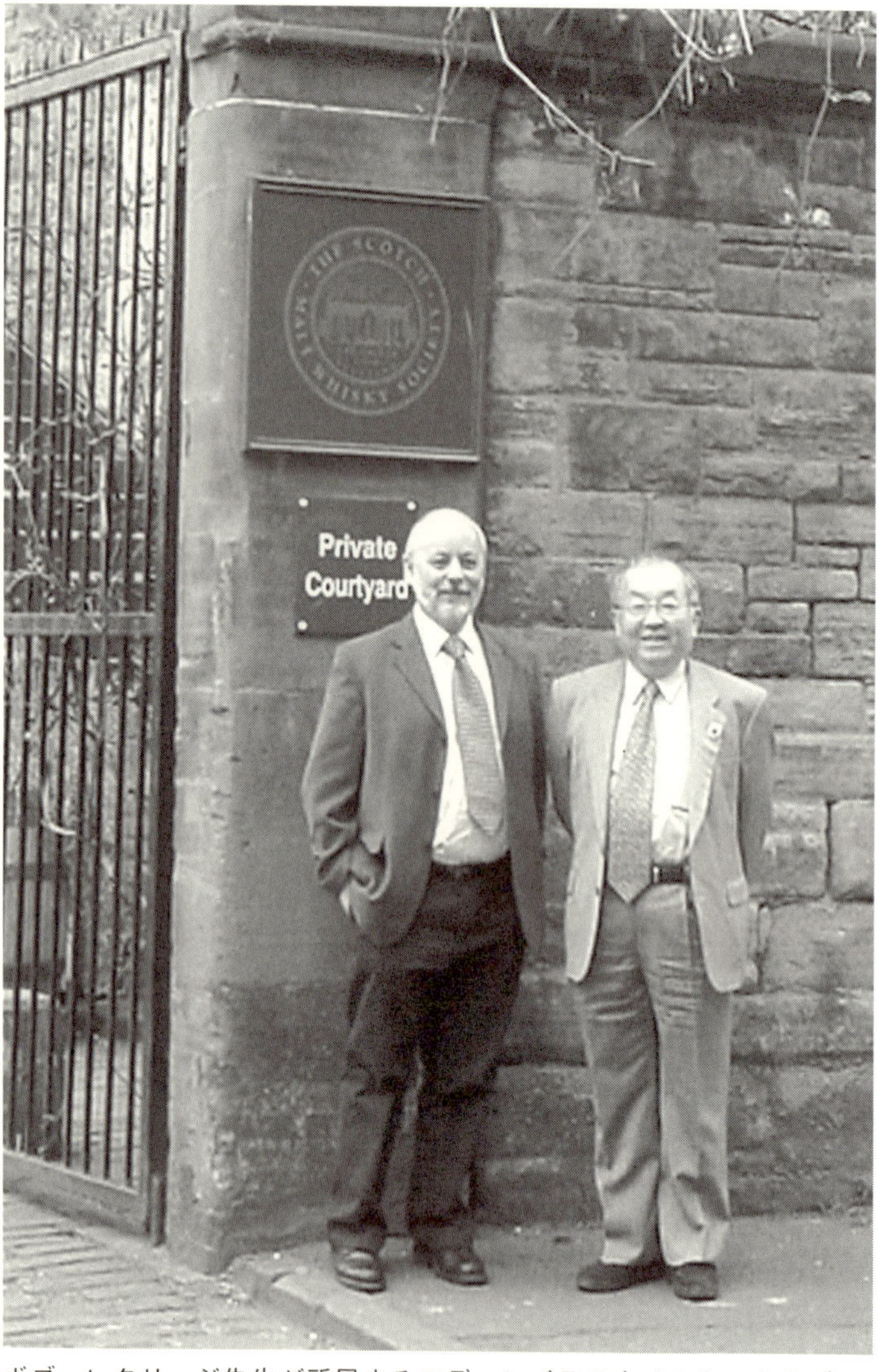

ボブ・レクリッジ先生が所属するエディンバラのウイスキークラブで。
Closing your eyes, think of Scotland とあったのが印象的だった。(帯津)

した。「向こうが来てくれないんだったら、こっちが行こう」と。

帯津 あれからバタバタと行ったね。何回ぐらい行ったのかな。

板村 二〇〇一年から二年にかけて、五回行きました。

帯津 行くと一週間の集中講義でね。一週間というのは月曜から日曜まで七日間、朝から晩まで。われながらよくやったと思いますね。

板村 向こうの三年のコースを一年で勉強しました。一年目は基礎の原理と急性疾患への対応に関するコースで、二年目、三年目というのは、症例を中心に慢性疾患への対応のコースです。普通、三年以上かけて専門医を目指すのを、わたしたちは一年で学んだのです。それはもう特別なことで、ホメオパシーを日本に根付かせるというためにやってくれたのです。ファカルティ・オブ・ホメオパシーの研修はやっぱりすごいと思いました。日本で研修を始めようと学会で協議したときに、フランスや他のイギリスの民間組織での研修も検討したのですが、どちらも民間のレメディ会社がからんでいて、内容もよくなくてうまくいきませんでした。

その点、イギリスでは五〇年ぐらい前からホメオパシーが保険制度に組み込まれていて、そのときに国が奨励して「ファカルティ・オブ・ホメオパシー」が研修団体として設立されました。非営利団体で、英国王室などがバックアップしています。向こうとしても日本にホメオパシーを広めるという意図があったようです。

そういう意味で、やっぱり帯津先生が行かれたというのはすごく大きかったと思います。日本のホリスティック医学のトップがわざわざ来るというのは、それはもう、向こうも見たら分かるわけです。「ファカルティ」というのは医療従事者だけの団体ですから、ホメオパシーは医療だということをきちんと打ち立てています。

動物にはホメオパシーがとてもいい

帯津 そんな経緯で「日本ホメオパシー医学会」を創って、第一回の設立総会を開いたのが二〇〇〇年の一月でしたか。学会の理事の一人が溜池《ためいけ》で診療所をやっていて、診療所の上に三〇人ぐらい入れる部屋があったので、そこで大会をやったのです。私は正直いって、一〇人も来ればいいかなと思っていました。そしたらなんと四、五〇人、部屋に入りきれないぐらいやってきた。それで二、三回、勉強会を持ったのですが、やっぱり研修をちゃんとして、ホメオパシーを行える医者をどんどん送り出さなきゃいけないというので、板村先生が向こうといろいろやり取りして、グラスゴーの研修制度の版権を取得して始めました。

始めるときも、応募者があまり来ないだろうと思って、私はもう、赤字覚悟でいました。

板村　先生、自腹を切ると言って。

帯津　そうしたらいっぱい来たのでうれしかったですね、あのときは。

板村　一五人ぐらいかなとか言っていたら、五〇人ぐらいになりました。びっくりしました。

帯津　しかも毎年五〇人以上新しい人が入ってくる。

板村　今年は五期生で、六〇人。

帯津　医者だけでなく、最初の年に獣医さんが一緒にやりたいと入ってきた。それで次の年に歯医者さんが入ってきて、また次の年に薬剤師さんが

レクリッジ先生から、日本人初の英国「Faculty of Homeopathy」専門医にあたるMFHomの資格を授与される。2003年9月、日本ホメオパシー医学会大会で。（左・板村）

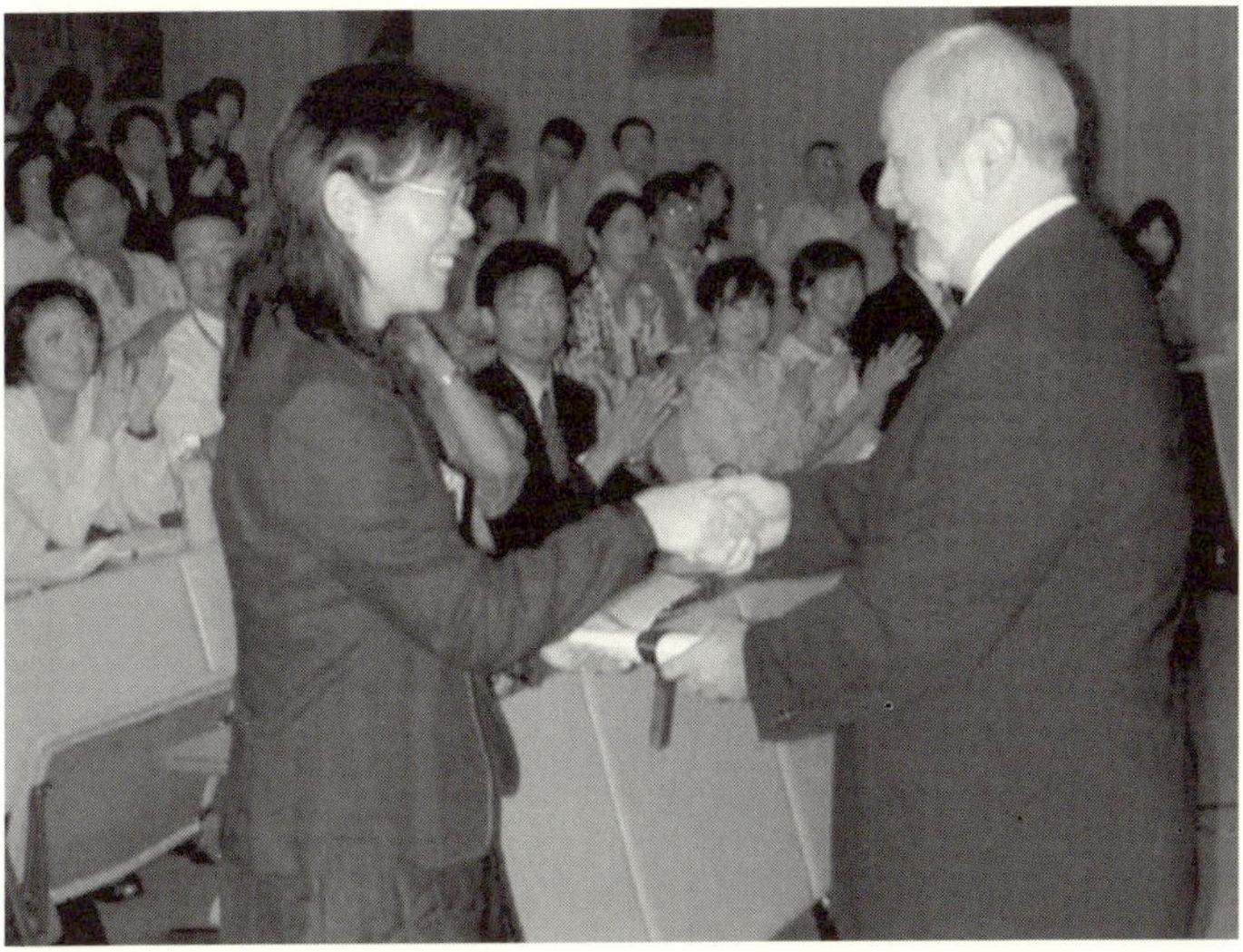

入ってきた。だから医者・獣医・歯科医・薬剤師の四分科会ができたのです。獣医さんというのは、イギリスなんかで伝統的にホメオパシーを取り入れている。馬、牛、犬、猫、これはもうホメオパシーがよく効くのです。だからものすごく盛んなのです。

板村　犬の湿疹というのは、すごく治りにくいのですが、ホメオパシーが本当によく効きます。がんなんかも、人間と違って本当にミラクルに治っていく。がんが消えていくのが画像ではっきり認められます。

帯津　残念なのは犬に問診できないことね。

板村　問診はできなくても、行動のパターンとか、飼い主さんの話から判断できるのです。ホメオパシーというのは問診だけでなくいろんなアプローチがあって、言葉で言わなくても行動パターンとか、飼い主にベタベタくっつくとか、尻尾《しっぽ》を振るとか、人見知りがあるとか、クーンクーンと真夜中に鳴いているとか、いろんな表現で分かるのです。

帯津　動物に効くのだから、ホメオパシーはプラシーボ効果ではないと言う人もいる。だけど獣医さんに聞くと、やっぱりプラシーボ効果はあると言いますね。犬は気がつかなくても、その飼い主が心にいろいろなものを持っていることがあって、それがプラシーボ効果として犬に反映されると言うのです。

板村　イギリスというのは不思議な国だなと思うのは、人間に対しては規制がないのです。誰がホメオパシーをやってもいい。フランスやイタリアは医者にかぎられるけど、イギリスは医者でない人がホメオパシーをやってもいい。ところが動物に対しては獣医さん以外やってはいけない。レメディ（注8）というホメオパシーの薬を動物に投与できるのは獣医さんだけで、人間の医者はダメなのです。だから人間に対してより動物に対してのほうが規制が強いという変わった国ですね。イギリスで獣医さんになるのは、医師よりも難しいと聞いています。

帯津　イギリスの乳牛が乳腺炎になると、昔は抗生物質を飲ませていた。そうすると抗生物質が血中から消えるまでその牛の乳は売れない。それで乳牛の世界がホメオパシーに移ったのです。ホメオパシーのほうがよ

レメディ。ホメオパシーの薬。主に蔗糖から作られた直径２〜４ミリ程度の小さな球体の粒。

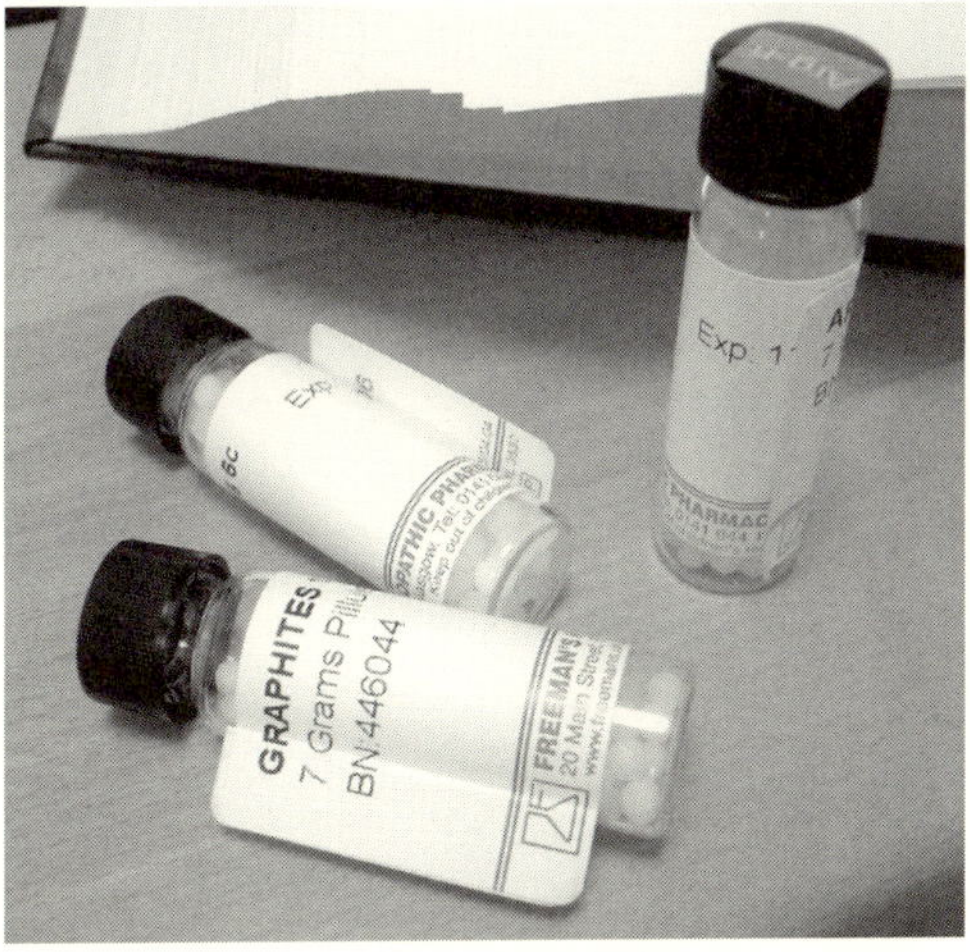

ほど早く治ると。向こうではこの話は有名で、よく話題になります。そういう点でもホメオパシーは面白い医学なのです。

だけど私たちは、これだけですべてに対処しようとしているわけではないのです。いろんな医学を合わせて使っていく。私も最初ホメオパシーにのめり込んだときは、これで全部解決できると、その魅力に憑《つ》かれていました。ギリシャのヴィソルカス先生（注9）に会いに行ったりしたのも、そういう自分の気持ちのおもむくままの行動だったのです。だけど最近はまた、逆に限界はあると思っている。ホメオパシーの限界。いずれにしても一つの医学で全部やろうというのは無理だと思います。ここでもう効かないと思ったら、西洋医学だろうと中国医学だろうと、自分のできる範囲で切り替えるのです。

ホメオパシーの実際の効果

帯津　だから花粉症にだってホメオパシーがものすごくいいと私は実感している。それでは、これで一〇〇パーセント花粉症が治るかというと、そうでもない。一〇〇パーセント根治しなくてもいい、八〇パーセントになればいい、六〇パーセントになれば発症しない――そういう考え方です。どんな治療法もこれで一〇〇パーセントというのはないし、一〇〇パーセントである必要はないということをホメオパシーは教えてくれる。

私の場合、さっき言ったように無料で始めたから、ホメオパシーをやってくれと言う患者さんがもう後を絶たない。それが入院したときから始まるわけです。

がんの患者さんが入院してくると、患者さんと私が戦略会議というのをやるのです。患者さんが私の部屋へ来て、この病気はこうしていこうと相談する。順番があるからそれが一週間目ぐらいになる。そうするとその一週間の間に、患者さんは周りの人がホメオパシーをやっているのを見たりするわけです。で、私の部屋へ入ってきて、もう開口一番「私、ホメオパシーをやりたいんです」と。

だからホメオパシーがどんどん増えていく。実際、それだけのよさがある。小さな粒（レメディ）を舐《な》めるだけだから、心身にやさしい。しかも確実に何らかの効果を感じる。元気が出てきたとか、食欲がわいてきたとか、痛みや痒《かゆ》みが苦にならなくなったとかね。そういうことをみんな感じてくれる。だからどんどん増えていって、無料でやっていると金銭的にも大変なのです。それなら有料にすればいいのですが、患者さんの笑顔を見ると有料にするとは言えなくなってしまう。もうみんなニコニコしてやっているわけで、「来月から有料にしますよ」とは、とても言えない。患者さんが笑顔でいるということは、私の癒しになるわけで、私にとってはお金なんかもらうより、患者さんが笑顔でいてくれたほうがずっといい。だけど一銭ももらわないとすごい赤字になるので、入院中はもらわないけれど、退院してホメオパシーを続ける場合にはもらう——そういう仕組みにしたわけです。苦肉の策ですがね。

それとホメオパシーをやって分かったのは、がん患者さんというのは日夜、ものすごく多彩な症状を起こすのです。これまでは小さい症状であれば、がんと関係ないだろうと考えたり、熱が出たり肺炎を起こしたりすれば、西洋医学的な対応をしてきました。それがホメオパシーをやっていると、レメディ一粒ですんでしまうのです。ホメオパシーには抗がん剤の副作用防止効果なんかもあって、吐き気、白血球の減少、発疹、脱毛など、そういう症状に対して、私は今、みんなホメオパシーで対処しています。

花粉症に七割から八割の効果がある

帯津　花粉症といえば、板村先生のほうが得意ですね。私はがんが専門だから。

板村　ホメオパシーの治療を始めた頃、デイビッド・レイリー先生（注10）が書かれた、グラスポーレンというイネ科の花粉からできたレメディが、花粉症の治療にどれだけ効果があるかという論文に興味がわきました。レイリー先生が一九八六年に『ランセット』（世界的な医学誌）に発表したものです。
　花粉症の患者さんを二つのグループに分け、一方には本物のレメディを、もう一方にはプラシーボを投与して、効果の違いを調べたのです。もちろん患者さんは一切何も知らされていないし、投与する医者にも、どちらが本物でどちらがプラシーボかは知らされていない。その結果、本物のレメディを投与したグループのほうに明らかに有意の効果があったという結論に達しました。

帯津　デイビッド・レイリーさんというのはグラスゴー・ホメオパシー病院の院長で、世界的な権威です。

板村　彼が検証したのはダブルブラインド（二重盲検法）という手法で、ホメオパシーの臨床的なデータとしては初めての画期的な仕事でした。わたしはそのポーレンを日本のスギ花粉に置き換えてやってみようと思ったのです。
　花粉症の患者さんに、最初の一週間はプラシーボを投与する。二週間目に入ったところで本当のレメディを投与する群と、以前どおりプラシーボの群とに分けて投与します。レイリー先生の方法に近い方法で予備テストをやってみると、効く人にはものすごく効くのですが、三分の一ぐらいしか効かず、レイリー先生の言うように再現性がクリアーではなかったのです。最初のプラシーボで、すでに効果がある人もいて、結果的には、それ以上の人には薦めませんでした。

もともと花粉の抗原からできたレメディはアイソパシーといって、ホメオパシーとはちょっと違う概念なのです。アイソパシーは原因となる抗原そのものを使います。「アイソ」は「同等の」という意味で、減感作療法（注11）に近いと思います。「ホメオ」は「類似の」という意味です。

よく言われているのは、花粉症の三分の一ぐらいはアイソパシー、花粉の抗原からできたレメディで効く。その次の三分の一は患者さんの症状によって個別的にレメディを選ぶ。残りの三分の一は、その人全体に関わる体質的なレメディを考えて治療します。

実際、花粉症の治療で、抗原そのもので効く人というのは一番簡単です。次の段階として症状で選ぶというのも、こういう花粉症の症状にはこのレメディを投与すればいいという、いわば西洋医学的な方法でいいことなのです。たとえば鼻が痒く鼻水が多く出るのがアリウム・セパ（注12）というアカタマネギのレメディ。眼がとても痒く、多量の流涙が出ているのだったらユーフラシア（注13）というアイブライト由来のレメディ。症状でレメディを選ぶだけなら、一〇分もあればできる簡単な作業です。

つまり抗原に関係したアイソパシーで効くのが約三分の一、症状によるレメディの投与で約三分の一が効く。だけど、残りの約三分の一は、一時間ぐらい問診して、その人の全体に関わる体質的なレメディを選んでいかないと効果がないといわれています。わたしの場合にも、この問診が一番重要な手段です。

一口に花粉症といっても、ホメオパシーでは西洋医学と違って多様な対応が可能です。とくにその人の全体、ホリスティックに効くというのがホメオパシーのもっとも得意とするものです。

だから花粉症一つをみても、西洋医学では症状を抑える目的で抗アレルギー薬が投与されますが、ホメオパシーではアイソパシーのほかに、症状に合わせて選んだレメディ、体質に合わせたレメディという順序で診ていきます。実際レパートリー（注14）で花粉症に出てくるレメディだけでも約一三〇種類ぐらいあり、また、症状ごとに対応するレメディも違ってきます。レメディは全体で三〇〇〇種類以上あって、その中から選択するわけですが、西洋医学よりずっときめ細かな対応ができるわけです。そうすると七割か八割ぐらいの効果が得られると思います。ですから、患者さんだけではなく、医者もホメオパシーを使うことによって、花粉症の治療が多様化すると思えたのです。

西洋医学では考えられない効果

帯津　日本のスギ花粉の抗原で作ったレメディは、板村先生は三分の一ぐらいの効果と言ったけど、私のところで試したらとてもよく効きました。

私のところは花粉症の患者さんは一人もいなかったから職員で試そうということで、職員とその家族で花粉症に困っている人がいたら応募してくれと言ったのです。そうしたら三〇何人も来たものだから、いかに花粉症で悩んでいる人が多いかということに、まず驚かされました。その人たちに試してみたら、これが、かなりいいのですね。

それがまたがん患者さんに伝わってね、「何かいいことをやっているそうで、私にもやってください」と言うのが出てきた。それでやりました。だから膨大な員数をやったのですが、中にものすごく効く人がいるんですよ。私のほうはただやっただけで、症例をリサーチしてはいないけれど、次の年にまた花粉症の時期が来たら、去年よかったという人たちが、「今年もお願いします」と言って集まってくる。また悪くなるといやだし、去年ホメオパシーでうまくいったから頼みたいと言ってね。それでまたレメディを出すと、みんな喜んで、しのげると言うのです。だから花粉症が完全に消えるわけじゃないけど、痒みとか鬱陶《うっとう》しさとか、そういうものが我慢の許容範囲に入ってくる。まあ、なんとかなる。その効果が忘れられないで、また次の年も希望者が来る。私としては本職じゃない世界だから、あまり積極的でもないのですが、そうやって毎年来るというのはすごいと思うのですよ。

板村 ホメオパシーだったらしのげるけど、通常の西洋医学的な投薬治療ではそうはならないですね。ホメオパシーは、アレルゲン（抗原）に対する身体の敏感さのような、本質的なところに働きかけ、自分自身の治癒力でアレルギーの症状を緩和していく力があるように思います。

アレルギーの例でいえば、金属アレルギーの人を治療したことがあります。見た目は何の症状もないのですが、腕時計をすると、その部位に必ず湿疹が出る。どんな腕時計でも金属があるとダメだと言うのです。そこで局所的な症状からではなく、その人の全体性に関連する体質的なレメディのカル・カーボ（注15）を処方しました。それで一カ月治療したところで、腕時計をしてみてくださいと言いました。その結果どういう反応が出るか試したかったからです。そうしたら湿疹が出なくなったのです。わたしも不思議だったのですが、彼はそれから腕時計ができるようになりました。

だからホメオパシーというのは、症状を抑えるとか取り除くのではなくて、その人の治る力、回復する力に働きかける。アレルギーというのは、元来、アレルゲンに対する病的な過剰反応、過敏症です。以前は過敏じゃなかったのに、あるときから過敏になったりする。花粉症も突然発症します。そうなる誘因はいろいろあると思うのですが、ホメオパシーは過敏になった体質を元に戻すというか、その働きで過敏にならないような身体になっていくのではないかと思うのですね。そういうことは西洋医学的には考えにくいことです。

帯津 板村先生は具体的にどんなふうに患者さんに向かうのですか。

板村 わたしの場合は問診に一時間以上かけて患者さんのお話を聞きます。
現在では約三〇パーセントの人が花粉症、アトピー性皮膚炎、気管支喘息《ぜんそく》を持っているといわれています。膠原病や潰瘍性《かいようせい》大腸炎、うつ病やパニック障害の患者さんでも花粉症があったりするのです。花粉症だけの症状なら、それはそれでクリアーに治っていくのがよく分かります。でも、アトピー性皮膚炎の患者さんで花粉症があったりすると、レメディがあまりアトピー性皮膚炎に効いていないと言われることもあります。では「鼻の症状はどうですか？　花粉症は？」と聞くと、「あ、そういえば今年はすごく軽くなりました」と返事があります。まず花粉症がよくなり、その後で徐々にアトピー性皮膚炎が改善したりするケースがあります。胃潰瘍を治療している患者さんの花粉症もちゃんと治ってくる。自分の身体の治癒力が働くと、いろいろな部位の障害、歪《ゆが》みが取れてきて、バランスのとれた健康に近づいていくのだと思います。そういう意味でその人の全体に関わった、または体質に合ったレメディを選ぶためにも、問診というのが大切になってくるのです。

昔、花粉は自分の一部だった

帯津 花粉症がどうしてこんなに増えてきたかというと、私がいつも言っているのは、花粉というのは、昔は自己だったわけです。私自身の一部だった。本来が自己と同じだから何の問題もなかったのです。それが今は非自己になってしまって、アレルギー反応が起こり出した。私が子どもの頃は花粉の中で暮らしていたから、花粉は自己であって異物ではなかった。学校から帰ったら、家になんかいない。自然の中を走り回っていたでしょう。しかし今は、生活と自然との間に仕切りができてしまった。都会では外に出ても自然がない。家に閉じこもってコンピュータゲームをやっている。今の子どもは花粉が自己であり得ないわけですよ。

子どもにかぎらず大人たちにも花粉症が多いのは、生活環境やライフスタイルの変化が、いつ頃から始まったかを分析すればはっきりすると思います。それは現在の中国を見るとよく分かります。昔、私が年中行っていた頃の中国には、花粉症もアトピーもなかった。それがこのところ猛烈な近代化が進んで、花粉症もアトピーものすごく増えてきました。やっぱり人間が、自然と乖離《かいり》してきたのですね。物質的に豊かになってくるにつれて、都会の生活と自然との間に仕切りができてきたわけですよ。これはもうはっきりしている。

ホメオパシーで人生が変わった

板村　ホメオパシーを始めて、わたしが最初にびっくりしたのは、蜂窩織炎《ほうかしきえん》の妊娠五カ月の患者さん（三十代の女性）の場合でした。左臀部から大腿部にかけて二〇センチぐらい真っ赤に腫脹《しゅちょう》し、痛みが強く、悪寒《おかん》と発熱があり、睡眠もとれません。診断は蜂窩織炎、治療は二週間ぐらい。抗生物質、抗炎症薬、場合によってはステロイドの内服かなと思いました。ところが患者さんは妊娠中で、「痛み止め、ステロイドは絶対いや。抗生物質も飲みたくない」と言うのです。

じゃあどうすればいいのかと迷いました。それでホメオパシーについて説明して「こういうのがありますが、やってみますか？」と尋ねると「やってみたい」と言うのです。本人の了解をとって、こちらはレメディを選ぶのに必死でした。そこで選んだのはベラドンナ（注16）です。三日したらまた必ず来てください、その前に、ひどくなったらすぐ来てくださいい、そのときはすぐ抗生物質と抗炎症薬を飲んだほうがいいからと言って帰ってもらったのです。三日後に来たときに、看護師さんが「先生！」と大声で呼ぶので、わたしは一瞬大変だと思いました。症状がひどくなったにちがいないと。すると看護師さんが「先生、症状が消えています」とびっくりしています。本当に消えていたのです。眼を疑いたくなるぐらい劇的に改善していました。この場合は急性疾患だから劇的に効いたと思うのです。

アトピー性皮膚炎の人などは、やはり時間をかけて、ゆっくりよくなるのです。それが皮膚疾患の特徴で、病気の長さと関係してきます。生まれてから二〇年の間アトピー性皮膚炎に悩んでいる人は、やっぱりそんなにすぐにはよくならない。また成人になって発症したアトピー性皮膚炎の人などの場合は、精神的な要因がからんでいることがあります。ですから、ホメオパシーというのは患者さんの話を聞くということがとても大切です。患者さんが語るストーリーを通して、その人を病気だけでなく、ホリスティック（全人的）に理解していきます。ですから医者は、一人ひとりの人生としての物語に治療の場でふれることになります。その物語に合ったレメディを探る過程で、患者と治療者との関係が何らかの効果をもたらしているのではないかと考えられます。

ある成人のアトピー性皮膚炎の患者さんに精神療法を薦めたことがあります。そうしたらその患者さんは「そんな面倒くさいことはいやだ。もっと簡単な方法で治りたい」と言うので、ホメオパシーの話をしたら、ぜひ受けたいと。その患者さんは半年ぐらいでほとんど完治しました。「ホメオパシーをやる前は、毎日痒くてどうしようもなかった。人生が〝痒みだけ〟だった」。それが、「痒み？　そんなものあったっけ？」と言うぐらいになりました。

治療が終わったときに、「よく頑張りましたね。ホメオパシーをやってどうでした？」とお尋ねすると、「人生がすごく楽しくなった。先生は私の人生を変えた。ありがとうございます」とそれぐらい、根こそぎ人生が変わってしまったような様子でした。

それにしても帯津三敬病院へ来られる人は、重症のアトピー性皮膚炎の人が多いのです。みなさん、いろんなところへ行って、ドクターショッピングやあらゆる民間療法をやってから、最後に帯津三敬病院へ来られる感じです。

帯津　それまでは漢方薬や食事療法をやりたくてうちへ来ていた。それが板村先生が来てからホメオパシーに変わったのですが、確かにあちこち渡り歩いて、最後の場として来る人が多いですね。

板村　わたしは帯津先生にものすごく感謝しています。帯津三敬病院に来て、本当にわたしの人生が一八〇度変わったと思います。接する患者さんが全然違います。いろんな患者さんと出会って、いろんな経験をして、ものすごい勉強になりました。ホメオパシーがどういうものかということを、わたしは患者さんから教えられています。実際、わたしが一般向けのホメオパシーのセミナーなどで紹介したいと思って、よくなった人に、「あなたのことを一般向けのセミナーで話してもいいですか」とお願いすると、「いいですよ。どんどん話してください。私はホメオパシーで、ものすごく楽になった。それを多くの人に知ってほしい」と言ってみんなこころよく承諾してくれます。こういうとき、この仕事をやっていてよかったとつくづく思います。

ホメオパシー治療は経験豊かな医師がやるべきこと

板村　「日本ホメオパシー医学会」が設立された当時、インターネットで「ホメオパシー」というキーワードを入れると、出てくるデータは四〇〇件ぐらいでした。それが今は何十万件と出てきます。それをざっと眺めてみると、ホメオパシーを医療としてではなく、ホメオパシービジネスとして喧伝《けんでん》しているものも多くあります。医師でなくてもホメオパシーの講座を受ければ「ホメオパス」（ホメオパシー治療者）になれるというスクールもあります。

帯津　ホメオパシー自体が、まだ日本では医療と認められていないからですね。まだ国家試験もないのですから。

板村　医療として認められたら違ってくると思います。日本で医業ができるのは、医師法で医者だけです。アトピー性皮膚炎などでも、いろいろ民間療法ビジネスがあって、皮膚科学会では民間療法ビジネスへの警告を発しています。

帯津　温泉療法なども、ひどい状況ですね。

板村　そう、アトピーの人が温泉療法で亡くなった報告が皮膚科学会誌に報告されました。

ホメオパシーも、いま日本では規制がないことが一番危険だと思います。この状況が医療として認識され、レメディが医薬品と認められ、治療する側に法的な規制が入ったら、日本のホメオパシーも変わると思います。イタリアなんかも以前は医者以外でもホメオパシーができる国だったのですが、治療者は医者だけとなってから変わりました。イギリスもいつ変わるか分からない。前に言ったように動物に対しては獣医以外ダメだし、レメディのプルービングは、医師以外はやってはいけないという規制が入りました。

帯津　プルービングを医者でない人がやるのはまずいね。

板村　そう、危険です。イギリスもそういう方向に向かっていますが、まだなかなかうまくいっていないと思います。「リガ・メディコラム・ホメオパシカ・インタナショナリス」(Liga Medicorum Homeopathica Internationalis = LMHI)というホメオパシー医の国際団体があって、その会議に帯津先生と一緒に毎年参加するのですが、ホメオパシー医の位置づけが、国によってバラバラなのです。日本もそうですが、クリアーになっている国のほうが少ない。とくに日本の場合は、ホメオパシーの歴史そのものがないから、それだけ問題も多いのですね。

だからホメオパシーが安全で何に対しても効果的であるという喧伝の仕方をするのではなく、手段としてこんなにいい方法がありますよということを正確に伝える必要がある。それにはホメオパシーが医療であることをきちんと認識することが大切です。

たとえばセルフケアの範囲でファーストエイド(応急手当)として家庭で使えるレメディというのがいくつかあります。わたしの一番下の息子は九歳になりますが、生まれてこの九年間、下痢や風邪、中耳炎など、いろいろなことでレメディ以外の薬を飲んだことがないのです。これまで全部ホメオパシーでやってきました。たとえば風邪のひきはじめにはアコナイト(注17)、発熱があればフェラム・フォス(注18)、治りかけの咳《せき》にはフォスフォラス(注19)のように替えています。とくに彼の体質に合ったレメディがフォスフォラスなので、回復期に使ったりします。耳下腺《じかせん》(おたふくかぜ)が腫脹したときも、レメディで対応しました。わたしのイボも、二年間、液体窒素でなかなか治らなかったのが、ナトラム・ムリアティクム（注20）というレメディで、一カ月のうちに完全に消えました。

危険なのは、ホメオパシーに対する無知と過信

板村　しかし、病気を見誤ると、非常に危険なことになります。

ホメオパシーが安全でいいからといって、どんどん市販のレメディを自分の子どもに投与するようなお母さんたちが、最近、結構出てきているようです。川越の帯津三敬病院でのことですが、子どものとびひ（伝染性膿痂疹）、それも二週間も経って全身に広がって発熱もみられる段階で、お母さんが初めて病院へやってきました。話を聞くと、インターネットでレメディを買って、五種類以上のレメディを次々に投与したというのです。効果が出ず、それでもできればホメオパシーで治療してほしいと。

症状をみてわたしは、「ホメオパシーはできません」と言いました。ここまで悪化してしまったら、抗生物質と抗ヒスタミン薬の内服、外用はステロイドを含んだ抗生物質の軟膏を使いましょうと。するとお母さんが、「ステロイドは怖い。ホメオパシーの先生だか

らここへ来たんです。ホメオパシーは安全だから」と言うのです。「あなたはもうレメディをいくつも投与されたんでしょう。今の状態で何が大切だと思いますか。これだけひどくなって、発熱して、あなたのお子さんは痒みも強く、夜も眠れないんですよ。それを薬がいやだというのは子どもがかわいそうです。もっと早く治療していたらここまでひどくならなかったのに、これは親のエゴですよ。レメディは出せません」と言いました。

つまり、セルフケアはどこまで許容されるかということをきちんと知らなければいけないのです。ホメオパシーは安全で副作用がないから、だからどんどん使ってよい、また何にでも効く——これは、完全に妄想です。この二つの妄想はものすごく危険なことなのです。レメディそのものは安全だといえます。レメディが安全だといっても、使う人が病気を見誤って間違ったレメディを投与したら、何の効果もありません。レメディは効いていないのですから、その間に病気はどんどん悪くなるだけです。ホメオパシーを使う人が病気を知らず、悪くなっているのが分からないことが一番危険です。

こういう危険な状況は、日本でホメオパシーの歴史が浅いということに起因していると思います。イギリスの場合は患者さんがちゃんとホメオパシーのことを分かっていて、慢性の場合は専門のホメオパシー医にかかる。ちょっと気分が落ち込んでいるような軽い抑うつの状態や、そんなにたいした症状でない場合は、セルフケアとして自分で対応します。または民間のホメオパシーをやっている人のところに行く。民間のほうが料金も安いし、時間的にも早く診てもらえるという利点があるようですからね。そういう点では日本の漢方なんかと同じですよね。漢方の医者にかかる場合と、薬局で漢方薬をちょっと調合してもらう場合と、患者さんが、きちんとわきまえていますからね。

帯津　そう、わきまえている。葛根湯《かっこんとう》とか加味逍遥散《かみしょうようさん》だったら薬局で買って服用するけど、それ以上複雑な事態の場合は医者に行くのが普通ですね。日本では、それをみんな知っています。

板村　フランスのホメオパシーもそうなんです。

パリの街角の薬局。フランスの薬局では100パーセント、ホメオパシーを扱っている。

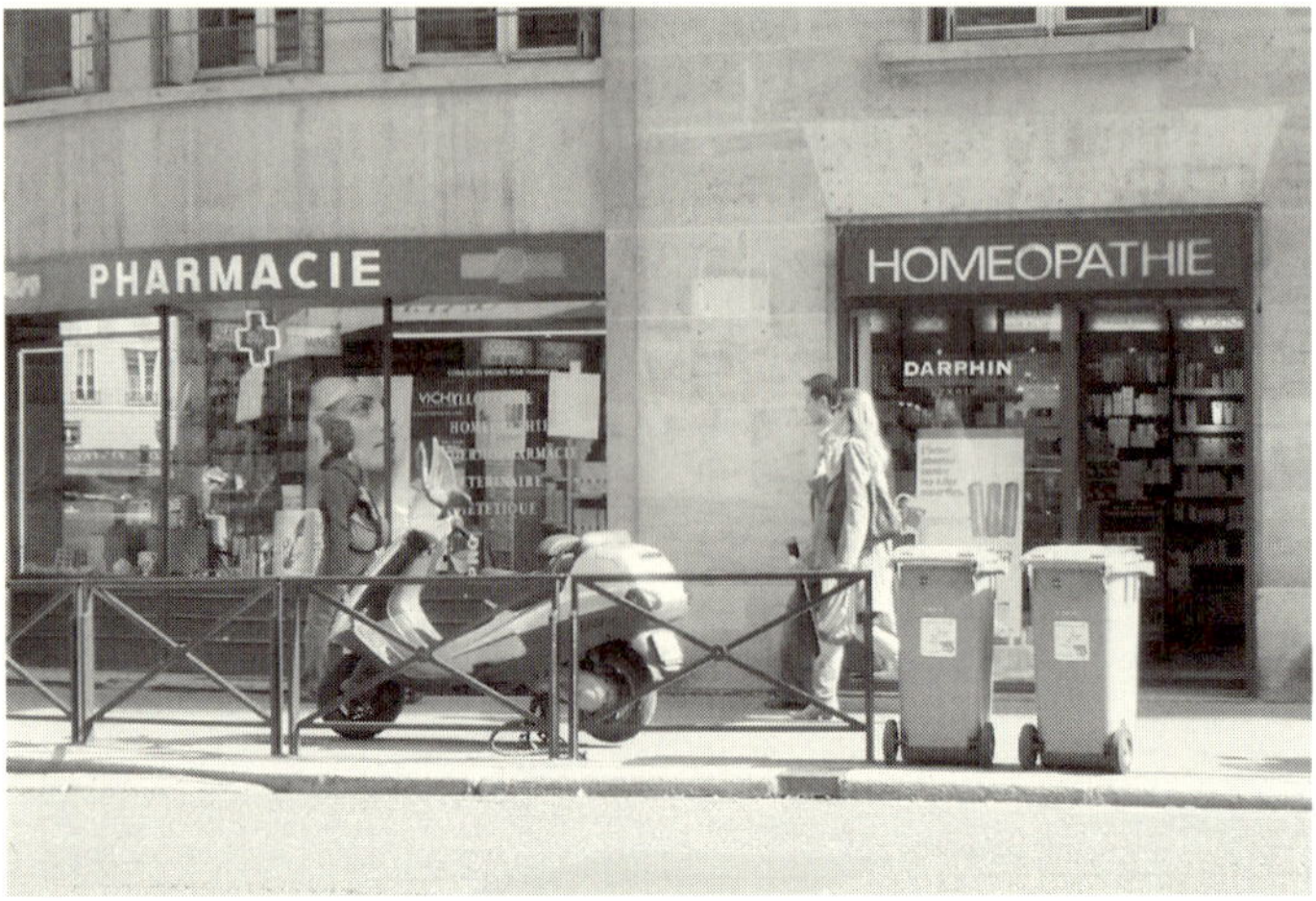

だからセルフケアとホメオパシー医による治療の二本建てがよいと思います。一番いいのは、ホメオパシーのレメディが医薬品として認可されること、そうなるとよいと思います。

帯津　だけど、それが認められるまでは、まだ時間がかかりそうです。ホメオパシーが医療として認められなければ、レメディも医薬品として認められないわけだから。

板村　わたしは一般向けのセミナーで、「患者さんが賢くなってください」とお願いしてます。ホメオパシーをセルフケアとして自分や家族に使うのは可能だけれど、それは自分で責任が持てる範囲のことで、それ以上の何ものでもない。効かなかったり、病状がひどくなったら、すぐ病院に行ってください。熱が出て、子どもが肺炎を起こしたらどうするんですか。そういうことをきちんとわきまえてくださいと。

またうちの子どもの例を出すと、長男が蕁麻疹《じんましん》になったのです。そのとき、たまたま家にルス・トクス（注21）とアピス（注22）しかなくて、わたしはウルティカ・ウレン（注23）を出したかったのですが、あいにく手許《てもと》になかったのです。それでルス・トクスを飲ませました。三〇分しても「痒い、痒い」と言うので、次にアピスを飲ませました。それでも「ママ、効かない」と言って息子が怒り出すのですね。わたしはもうしょうがないと思って、ある抗アレルギー薬を飲ませると、三〇分後に痒みが止まりました。ホメオパシーは、いつもいつも安全だ、ミラクルだなんて、そんなことはあり得ません。

むろん、ときにはミラクルなこともあります。それはどんな治療の場合でも同じです。ある精神療法でも、考え方が変わるだけですごくミラクルになるときがあります。ホメオパシーのそこばかりを強調して、だから誰がやってもいい——そういう考え方が、本当に危険なのです。まして、病気というものが分からないのに治療するなどというのは、本末転倒です。病気の怖さを知らなかったら、やはり危ないのです。

グラスゴーに行っているときに、帯津先生が「西洋医学の修羅場をくぐってきた人間でないと、ホメオパシーはダメだな」とチラッとおっしゃったことがあります。それはもう、すごく大事なことだと思います。

帯津　それはね、西洋医学の医者でも、修羅場をかいくぐっていない人がたくさんいるのです。決められた計算どおりのことをやっているだけで、患者さんが悪くなっても、そのときはもう別の先生が診てくれるわけですよ。臨床医でも非常に怖い思いをしながら育ってきた人と、そういう経験もなくやってきた人がいます。やっぱり生きるか死ぬかの患者さんをつねに診てきた人は、いろんな怖さが分かっている。これから先へいくと怖いぞとか、自分が経験した怖さが、そのつど頭の中にひらめく。だからここでやめようとか、これは違う方法を採ろうとか、つねに考えるわけです。ホメオパシーのような新しい治療法は、そういう経験のある医者がやるべきことなのです。それだけを猪突猛進してやっていったら、必ず問題が起きる。大事なのは、そこのところですね。

もう一つ大事なことは、「西洋医学のゲダンケンガングを持っていると、ホメオパシーはうまくいかない」と言う立場があります。ゲダンケンガング（Gedankengang）というのはドイツ語で「思考過程」というほどの意味ですが、要するに西洋医学的思考を一回捨てたところからホメオパシーを始めないとうまくいかない、という主張です。

しかし私は、それは反対だといつも言っている。

西洋医学のゲダンケンガングがあるから、ホメオパシーをやるときに近道ができる。中国医学のゲダンケンガングがあるから近道ができる。そこは西も東も関係ない。医療として使える戦術は多いほうがいいのです。ところが医者のほうにも問題があって、医者として努力しないでやっているのがいっぱいいるから、それがまた弊害を生み出していることも事実なのですが、しかしやっぱり、医者でない人が安易にやってはいけない。

今のホメオパシーのネックの一つは、公立病院に勤めている人が使えないということがあります。たいがいは、「ホメオパシー？　そんなわけの分からないことをやるの？」と言われて、上の許可が下りません。ですから前途遼遠です。この点は、医者のほうの認識が変わらないとダメなのですね。

人間の生命力に働きかけるホメオパシー

板村　いま「日本ホメオパシー医学会」の会員は三〇〇人ちかくいて、認定医は医者だけで、もう一一〇人以上になります。ただ最初の頃とはずいぶん変わってきて、今年研修の基礎コースを受講された人たちは、ホメオパシーの知識がまったくない。初めて、という人がほとんどなのです。ごく普通の医者が多いのですね。

帯津　そうですね。今までは、たいてい何らかの学会で私と関係のある人たちばかりだったのですが、今年のクラスには、私の知り合いは一人もいない。そういう人が五〇人以上入ってくるというのは、医者たちの間にも、潜在的に強い関心があるということなのです。

板村　代替療法をやってきた人だけでなく、西洋医学をずっと長くやってきた普通の医者が来ています。わたしがホメオパシーをやり始めたのは三十九歳のときでした。臨床医を一〇年以上やっていると、やっぱり壁にぶつかります。大学を出たての頃、医学は万能ではないか、何でも自分でやれるんじゃないかと大きなカン違いをしたりするのです。最初のうちはそれこそ一生懸命やって、患者さんもよくなってくれる。やっぱりうれしいわけです。ところが臨床医としてだんだん経験を積んでくると、治らない患者さんのほうが多い現実に気がつきます。何かいい方法がないかと思っても、手段が見あたりません。大学病院にいれば漢方をやりたいと言っても、「そんなものダメだ」と言われ、西洋医学の枠組みの中で使える薬は決まってきますし、他に方法といっても何もありません。わたしが精神療法を勉強しようと思ったのも、そのようなときです。それが四十歳前後でした。ハタと気がつくと、ホリスティック医学とかホメオパシーとか、周りがちょっと見えてきました。そういうことに気づくには、人によってはかなり時間がかかるかもしれません。わたしは皮膚科でスタートして多くの皮膚疾患を勉強してきました。がんから始め、膠原病、感染症、それで最後がアトピー性皮膚炎だったのです。

ところが、生まれてからずっとアトピー性皮膚炎の重症の患者さんを診ていると、治らない人ばかりです。それでもう皮膚科って何なのだろうと考えました。自分はこれまでいったい何をやってきたのだろうと。どんな医者でもそういう時期があるのではないでしょうか。もちろんあまり疑問を持たない人もいるでしょう。工夫もなく、決められた同じ薬を出し続けるだけの医者とか、あるいは勉強しない医者というのもいるようです。

帯津 そう、いるね。

板村 疑問に思う医者は、何か手段がないかと探してみます。そうすると、そこにたまたまホリスティック医学があった、ホメオパシーがあったなどと、周りが見えてきます。それでホメオパシーを学びたいというケースが増えてきたようです。それはすごくいいことだと思います。
　面白いことに、患者さんに教えられたという人もいます。潰瘍性大腸炎の患者さんが、担当の内科医に「先生、私はホメオパシーをやっています」と話したのですね。その医者は「あ、そう」とか言って、その後もずっと同じ処方を続けていたのですが、だんだん患者さんがよくなって、処方した薬を減らし、まったく飲まなくなっても再発しない。それで医者が「ホメオパシーってそんなに効くの？」という感じで、逆にその患者さんに学会の研修のことを聞いたそうです。がんの患者さんや、うつ病の患者さんなどでも、ホメオパシーを知っている人は結構多いのです。むしろ医者のほうが知らない。

帯津　医者の中には、本当に真剣になって患者さんのことをよくするのだという気持ちに欠けている人がまだ多いのです。すぐ諦めてしまう。だから「せいぜいあと三カ月です」とか、「手術をして三年、しなければ二年」とか、余計なことを言う。そんなことを言う必要はないのです。そうではなく、諦めずにいろいろな治療法を見つけてやらなければいけないのです。私は、何とかしなければ患者さんに申し訳ないし、家族のためにも申し訳ないと思うから、ほかの治療法を探すわけですよ。たとえそれがオーソドックスでないものであっても――それを探さないで平気でいる人というのは、諦めてしまうのです。そこのところはやっぱり改善されないといけない。

板村　ホメオパシーの場合、治療に対する忍耐というか、執着というものがなかったらできないと思います。すぐ諦めていたら治療はできません。帯津先生が『ホリスティック・マガジン』に書かれた中に、「人間はスピリットとマインドとボディからなっている。ボディは西洋医学、マインドは精神医学、スピリットはホメオパシーで治療するのがよい」とあって、わたしは「あ、そうだ」と思って読みました。ホメオパシー自体はスピリチュアルだけではなく、ボディ、マインドも含むのですが、スピリチュアルなところまで到達する。

わたしは患者さんにホメオパシーと精神療法を併用することがあります。あるとき、ある精神療法に関する本をお薦めしました。患者さんはその本を読んで、本の中で言っていることや問診で会話したことなど、頭でもそうしたいと思うけど、なかなか実行できないと言うのです。その患者さんはそれまで同じレメディを服用していて、徐々によくなっているのですが、どうも効果が表れない。そこであるとき、レメディを替えたのです。すると、それまで頭で理解していてもできなかったことが、自然にすっとできるようになったと本人がびっくりしていました。またあるときは、別のうつ病の患者さんも最初のレメディを服用した翌日、それまで眼の前のことだけしか見られなかった感覚が、いきなり一八〇度、視野が開けたと言うのです。

それはたぶん、人間の可能性だと思うのです。人はやっぱりそれだけ回復する力を持っていて、レメディがそこにグッと働きかけて、その人が持っている可能性を広げていった。ホメオパシーというのは、それぐらい奥の深い、すごい治療なのではないかと思うのです。

帯津　うん、そうですね。やはり大きな可能性を秘めています。同時にホメオパシー一つをみても医療全体の動きとしては、統合医学、ホリスティック医学へ向かい始めていることは間違いない。まだ遠いことは遠いけど、前に進み出したことは間違いないですよ。この歩みは止まることはないと思います。

［注釈］

1　**ホリスティック医学**　人間をボディ、マインド、スピリットからなる有機的統合体ととらえ、社会、自然、宇宙との調和にもとづく生命観・健康観を持って包括的、全人的に医療に臨もうとする医学。

2　**場のエネルギー**　人間の生命活動は「生命場」とも呼ぶべきエネルギー場における「いのちのエネルギー」の働きによって支えられているとする概念。

3　**アンドリュー・ロッキー**　『ホメオパシーハンドブック』『ホメオパシー大百科事典』の著者。

4　**アグラベーション**　レメディを服用したときに起こる一時的な悪化。

5 **プルービング** 健康なボランティアを対象にして行われるレメディの効用を確定するためのプロセス、試験、検査。

6 **MEDLINE** 米国立医学図書館が提供する医薬関連文献のデータベース。

7 **大槻真一郎** 明治薬科大学名誉教授。古代ギリシャからヨーロッパ中近世の研究者。訳書に『ヒポクラテス全集』など多数。アンドリュー・ロッキー『ホメオパシーハンドブック』『ホメオパシー大百科事典』の訳者でもある。

8 **レメディ**（Remedy） 主に植物、鉱物、動物など自然界に存在する物質に由来するホメオパシーの薬で、三〇〇〇種類以上ある。

9 **ジョージ・ヴィソルカス** クラシカルホメオパシーの権威。ギリシャのアテネとアロニッソス島でホメオパシーの教育、人材の養成を行っている。著書に『新世紀の医学ホメオパシー』がある。

10 **デイビッド・レイリー** グラスゴー・ホメオパシー病院院長。花粉症患者に対してレメディの効果を二重盲検法によって検証し、統計学的に有意な結果を得たという報告を一九八六年に『ランセット』誌に発表した。

11 **減感作療法** 減感作療法は免疫療法とも呼ばれており、最初はごく少量のアレルゲン液を皮下に注射し、だんだん増量しながら週に一～二回注射を繰り返していって、身体にそのアレルゲンに対する抵抗性を作るというものである。対象となるアレルゲンは主として室内塵と花粉である。

12 **アリウム・セパ**（Allium cepa）　花粉症（多量の鼻汁、くしゃみ、中程度の流涙がある場合）、頭痛などに有用。原材料はアカタマネギ。

13 **ユーフラシア**（Euphrasia officinalis）　花粉症（多量で刺激の強い流涙、鼻汁の量が多く、あまり刺激がない鼻感冒をともなう場合）、眼瞼炎、結膜炎などに有用。原材料はアイブライトと呼ばれるゴマノハグサ科コゴメグサ属の一年草。

14 **レパートリー**　症状や疾患と関連したレメディを体系的にまとめた辞書。

15 **カル・カーボ**（Calcarea carbonica）　カキの殻の真珠層から作られたレメディ。

16 **ベラドンナ**（Belladonna）　アトロピンを含むナス科の植物に由来するレメディ。瞳孔が開いて瞳を美しく見せることから、ルネサンス期のイタリアでは美しい女性（ベラドンナ）と呼ばれた。

17 **アコナイト**（Aconitium napellus）　感冒初期（突然発症）、急性炎症初期、ショック、パニック、恐怖に有用。原材料はトリカブト。

18 **フェラム・フォス**（Ferrum phosphoricum）　発熱、感染症の初期、貧血などに有用。原材料はリン酸鉄。

19 **フォスフォラス**（Phosphorus）　気管支炎、喘息、肺炎、結核などの呼吸器系、急性胃腸炎、胃潰瘍などの消化器系、出血に有用。原材料は白燐。

20 **ナトラム・ムリアティクム**（Natrum muriaticum）　片頭痛、不眠症、月経前症候群、アレルギー性鼻炎などに有用。原材料は自然塩。

21 **ルス・トクス**（Rhus toxicondendron） 関節炎、慢性関節リウマチ、蕁麻疹、帯状疱疹などに有用。原材料はツタウルシ。

22 **アピス**（Apis mellifica） 虫刺症、浮腫、蕁麻疹、膀胱炎などに有用。原材料はミツバチ。

23 **ウルティカ・ウレン**（Urtica urens） 蕁麻疹、熱傷、痛風などに有用。原材料はイラクサ。

【第二章】

花粉症にはホメオパシーがいい

（治療現場からの報告）

1　ホメオパシーで花粉症を治療する

日本人の四人に一人が花粉症？

花粉症というのは、花粉によって起こる季節性アレルギー性鼻炎です。花粉が飛散する季節が始まると、鼻、口蓋《こうがい》、咽頭《いんとう》、眼などがむず痒《がゆ》くなって、流涙やくしゃみ、透明で水性の鼻汁（鼻水）、鼻閉（鼻づまり）がみられ、結膜は充血してきます。また頭痛やイライラ、不眠などを伴ったり、症状がひどくなると咳が出たり、喘息に似た症状に進むこともあります。

日本では平均して四人に一人が花粉症に悩まされているといわれています。ただ北海道と沖縄ではごく少ないのですが、これは北海道や沖縄では花粉の飛散量が少ないことと関係していると考えられます。

花粉症の原因というとまずスギ花粉があげられますが、これは日本のスギに独特のもので、日本以外の地域では中国に少しみられるだけで、諸外国ではあまりないようです。ただ花粉症は、二月からゴールデンウィークにみられるスギ花粉症にかぎらず、ハンノキが一月から五月、ヒノキが二月から五月、六月から八月はイネ科の植物（ハルガヤ、カモガヤなど）、八月から十月にはブタクサという具合に、ほとんど一年中何らかの花粉が飛散していて、その季節季節によって悩まされることになります。

アレルギー性鼻炎には、季節性のものである花粉症のほかに、一年中症状のある通年性のものがあります。季節性の花粉症は、花粉の季節が終われば症状もなくなりますが、通年性のものはハウスダストやダニ、ゴキブリ、動物のふけやカビが原因で、花粉症にくらべ慢性鼻閉が特徴的で、鼻以外の症状はあまりみられません。

花粉症の治療は、まず抗原（アレルゲン）である花粉からの回避です。

たとえばスギ花粉の飛散が多いときには外出を避けたり、外出時には眼鏡やマスクを着用することが大切です。従来の西洋医学の薬物療法としては点鼻抗アレルギー薬、抗アレルギー薬、抗ヒスタミン薬、自律神経作用薬やステロイド薬などが使われます。それ以外に漢方なども処方されることがあります。さらに減感作療法（P59）、レーザーなどによる手術治療などがありますが、いずれも決定的な治療法というのではなく、日常生活に及ぼす影響をできるだけ少なくしてQOL（クオリティ・オブ・ライフ　生活の質）の向上を図ることを目的としています。

毎年花粉の時期になると悩まされる人の中には、症状が出る前から抗ヒスタミン薬などの予防的な治療を受ける人がいます。ただ抗ヒスタミン薬には眠気、全身倦怠感の副作用があり、かえって日常生活に支障をきたす人も少なくありません。そのため副作用の少ない治療や、なるべく薬を服用しないですむ、より自然な治療を求めて、また毎年悩まずにすむように根本的な改善を求めて、ホメオパシーを受診する人が増えています。

ホメオパシーによる花粉症治療、三つのレベル

ホメオパシーは患者さん一人ひとりに対するオーダーメイドの治療であり、多様なストラテジー（戦略）があります（第四章参照）。花粉症についても大きく分けて三つのレベルにおける治療法があります。

(1)アイソパシー

アイソパシー（Isopathy）とは、ある疾患を治療するときにその原因物質から作られるレメディを利用した治療法です。ギリシャ語の isos「同等の」を語源とした言葉で、原因そのものを意味しており、ホメオパシーの homoios「類似の」という意味合いとは少しニュアンスが異なります。現代医学の減感作療法の考え方に近い治療法といえます。

アイソパシーはアレルギー性疾患に対してよく用いられる方法です。アレルギーの原因となる物質（アレルゲン）から作られたレメディ、たとえばスギ花粉症であればスギから作ったレメディを使います。診療では皮膚テストや血液中の特異的 IgE 抗体（抗体の一種）の濃度を測る血液検査（ＲＡＳＴ）などを行って、どのアレルゲンに反応が強いかをあらかじめ調べ、強い反応のあるアレルゲンから作られたレメディを最初に使います。ハウスダストやダニから

作られたレメディもあります。欧米ではブタクサやイネ科の花粉症によく用いられていますが、一般にこの方法で効果があるのは花粉症の人の全体の三分の一ぐらいだといわれています。

今のところ厳密な意味で、日本のスギ花粉からつくられたレメディはまだありませんが、ブタクサから作られたレメディであるアムブロシア（Ambrosia artemisiefolia）は、秋の花粉症に対するセルフケアとして使うことができます。

(2) 症状に対応した治療

アイソパシーの次は個別的な症状に合わせてレメディを選び治療します。この場合、症状がはっきり出てきたときに使い始めます。またこの方法は従来の治療と同じように、患者さんの鼻、眼、喉などの局所症状にスポットをあてますが、患者さん一人ひとりに対してより症状を詳しく聞くことで、その人に合ったレメディを探していきます。具体的にくしゃみはどの程度なのか、また鼻水の性状はどうか、鼻づまりの程度は、さらに眼の痒みなどをメインに聞いていきます。このときとくに、それらの症状がどのような感覚のものであるか、たとえば焼け付くような感覚や粘膜が剝《は》がれるような感覚なども重要なポイントとなります。さらにそれらの症状がどんな状況で悪化したり改善したりするのか、モダリティ（症状を悪化させたり改善させたりする要因）も大切です。一般にこの方法で花粉症の人の全体の三分の一ぐらいに効果があるといわれています。

⑶体質的な治療

症状に合わせて選んだレメディで効果がない場合、よりその人に合わせた、全体の症状を考慮した体質的な処方を行います。通常ホメオパシーでは問診を重要視しますが、この場合にも、訴えの症状だけでなく、その人の情緒や性格的な側面、体温、睡眠、食欲、食べ物の好み、喉の渇き、発汗など全身の生理的な状態についても質問します。その中でとくにその人の体質に合った体質レメディを探して行う治療です。症状に合わせて選んだレメディよりも、より一層、その人独自のレメディによる個別的な治療となります。

ホメオパシーで花粉症に対する場合、ここであげたように⑴⑵⑶という段階的な対応が可能です。⑴のアイソパシーと⑵の症状に合わせた治療では、従来の医療同様、マニュアル的な治療が可能ですが、この二つの方法で、およそ半数以上の効果が期待できます。しかしこの二つの方法が効果的でない場合、その人の体質にもう一歩踏み込んだ対応ができます。それが⑶の体質的な治療で、ここが、従来の治療と大きく違う点です。これは従来の治療のように症状を軽減させることを目的とするのではなく、病気の人が本来持っている回復する力、自然治癒力による治癒に働きかけるからです。この三つの方法で対応すると、だいたい七、八割の人に有用だといえます。

2　花粉症治療の症例

花粉症にかぎらず、アトピー性皮膚炎、気管支喘息などのアレルギー性疾患を持っている日本人は三割にも達するといわれています。実際、ホメオパシーを希望する患者さんの多くが花粉症に悩んでいます。アトピー性皮膚炎、気管支喘息だけでなく、頭痛や抑うつ、月経痛、胃痛などの疾患を治したいと希望して来院する患者さんの多くは、その症状がホメオパシーの治療で改善されていく過程で、花粉症の症状も自然に回復することがよくあります。

これはホメオパシーが「疾患」それ自体ではなく、「病気の人」全体に働きかけ、その人の自然治癒力によって、全体により良好な状態、より健康な状態に向かうからだと考えられます。

そこでここでは花粉症だけでなく、いろいろな症状を訴える花粉症の患者さんが、ホメオパシーの治療を受ける過程で、本来の疾患とともに花粉症が改善していく経過を紹介します。（なお本書に登場する症例の個人的な内容などについて、患者さんのプライバシー保護のために一部変更してあります）

〈症例1〉 三十代の男性

二年前に試験的なスギ花粉によるアイソパシーで花粉症は改善していたが、今年は花粉の飛散量が例年以上に多いという予測を聞いて心配になり、早めにまたスギ花粉のレメディを飲んでおきたいと一月の末に来院しました。しかし前回同様の処方をしたところ、三週間後の再診で、スギ花粉のレメディが効かなくなっています。とてもくしゃみがひどく、水様性の鼻水と鼻づまりの症状も強い。寒い部屋にいると症状が悪化する。そこで、サバディラ（Sabadilla）30cを毎日一粒、症状がよくなるまで連続服用としました。すると約一カ月後に症状がまったくなくなりました。

これはアイソパシーで花粉症が改善しなかったので、その人の症状に合わせた別のレメディで改善したというシンプルなケースです。サバディラはユリ科の植物のタネ由来のレメディで、くしゃみが激しいときに用います。

〈症例2〉 十二歳の男児

この少年は気管支喘息、寒冷蕁麻疹、アレルギー性鼻炎、アトピー性皮膚炎を主訴にホメオパシーを希望して、七月初旬に来院しました。乳児の頃より抗アレルギー薬、抗ヒスタミン薬、吸入薬、気管支拡張剤、点鼻薬、ステロイドの外用など、内科、皮膚科、耳鼻科で治療を受けています。

朝起きると気管支が狭くなった感じで胸が苦しい。とくに冬は喘息の症状が悪化し、寒冷蕁麻疹も出現する。皮膚はつねに乾燥して頸部を中心に発疹があり、痒みがときにひどくなる。

こうした症状から、体質的な処方としてアーセニカム（Arsenicum album）12cを毎日一回の服用としました。約半年で、吸入薬および悪化したときの気管支拡張薬を使用しなくてすむようになり、ステロイドの外用もずいぶん減りましたが、内科から処方されている抗ヒスタミン薬と抗アレルギー薬は継続していました。しかし冬になるといつも出ていた寒冷蕁麻疹が、翌年の一月、二月になっても出なくなった。

ところが三月になって花粉症の症状が出てきたのです。鼻がつまり、喉も痛いと言う。アレルギー検査によると、血液中の総IgE値が478IU/mL（正常は170IU/mL以下）と高く、また血液検査の一つであるRASTでは、スギ、ヒノキ、カモガヤ、イネ科、ブタクサ、シラカバ、カンジタなど多種に対して反応が出ている。とくにスギ花粉へのアレルギーが強く、ハウスダストやダニアレルギーもある。IgE値というのは、アレルゲンが体内に侵入したとき、それに対して、身体が産生する免疫に関わるタンパク質を抗体と呼び、この抗体の一つであるIgEの血中での値です。この値がアレルギー検査に用いられます。

そこで従来のアーセニカム12ｃに加えて、スギ花粉のレメディ30ｃを朝と夜の日に二回、一週間服用としました。その結果、一週間で花粉症の症状がまったく消失し、鼻づまりもなくなった。五月初旬の来診時には、非常に調子がよく、その後、抗ヒスタミン薬と抗アレルギー薬は半分の量で、ポテンシー（効力）の高いアーセニカム２００ｃを一週間に一回の服用で好状態を保っています。

この症例の場合は、体質レメディと考えられるアーセニカムの服用で、気管支喘息、アトピー性皮膚炎、寒冷蕁麻疹、通年性アレルギー性鼻炎は改善されていました。しかしスギ花粉の季節になって季節性アレルギー性鼻炎の症状が出始めたと考えました。そこでアイソパシー（スギ花粉レメディ）を加えて治療することで効果があったと思われます。

〈症例3〉 四十代後半の女性

全身の倦怠感、片頭痛、下痢気味、下肢のむくみ、全身の掻痒感《そうようかん》、顔面のホットフラッシュ（紅潮）など、更年期障害を伴う多種多様な症状を主訴に来院しました。初診は四月で、全身の症状からみてサルファ（Sulphur）という硫黄華から作られたレメディを、その後、ルス・トクス（Rhus toxicondendron）などを投与し、また更年期障害特有の顔面のホットフラッシュやイライラ感などの症状についてはセピア（Sepia）を投与したところ、症状は次第に改善されていきました。

翌年一月になって花粉症の症状が現れました。鼻水が出て、鼻がつまる感じ、鼻の中も痒い。手足が冷たく、寒さで症状が悪化する。彼女はキャリアウーマンということもあって、仕事柄イライラすることが多いというので、ヌクス・フォミカ（Nux vomica）30cを一日一回、三日間の処方とし、二週間で一クールとしました。以後、三月、四月と花粉症の症状はほとんど出なくなり、「今年は非常に楽に過ごせた」と話してくれました。

〈症例4〉　四十代前半の女性

二月初旬の受診時はひどい花粉症でした。鼻づまりがすごく、鼻水も多い。鼻水は粘着性。くしゃみもある。夜一時ぐらいになると症状がひどくなる。寒さと湿気で悪化する。甘いものが好きで、肥満タイプ、手足が冷たく、疲れやすいなどの問診の結果から、カリ・ビック（Kali bichromicum）12cを毎日一粒、三週間の処方としました。

その結果、三月の時点で花粉症の症状はほぼ消失しました。この女性はもともと不妊症をホメオパシーで治療したいということで来院したのですが、体質レメディの服用で、ひどい花粉症も短期間で消失したと考えられます。

カリ・ビックは呼吸器系、消化器系、泌尿器系の粘膜症状、とくに粘液性・粘着性の分泌のみられる慢性鼻炎、慢性副鼻腔炎、気管支喘息によく用いられます。またカリ・ビックを必要とする人は非常に寒がりで、性格的に几帳面《きちょうめん》で、ルールや規則をよく守り、体制に順応する傾向があります。

〈症例5〉 五十代の女性

この八年間、通年性のアレルギー性鼻炎に悩まされているということで来院しました。春よりは秋のほうが症状が悪くなり、九月になると朝からくしゃみが出て、とくに夕方から夜になると鼻づまりがひどくなる。鼻水は無色透明。冷え性だが外にいるほうが症状はよくなる。喉の渇きはなく、脂肪分の多い食事はきらい。症状そのものは眼も鼻も極端にひどいというわけではないのですが、グズグズと長く続いている。秋に症状が悪くなるというのはブタクサの花粉と考えられます。

この女性は過去八年間、アレルギー性鼻炎の治療として、抗ヒスタミン薬、抗アレルギー薬、点鼻薬など五種類の薬をずっと服用してきましたが、薬を長く続けるのはよくない、ホメオパシーを受診したらどうかと友人に言われて来院しました。明るくて、くよくよした感じがなく、やさしい性格の人です。ただ、「アレルギー性鼻炎はもう治らない、ずっと治療を受け続けなければいけないと思っている」と話していました。

こうした全体の症状からプルサティラ（Pulsatilla）30ｃを三日間の処方としました。九月の初診から三カ月後、鼻づまりはまだ多少あるが、鼻水もくしゃみも一〇分の一ぐらいまで減った。いつも夕方から悪くなるという症状もなくなった。「身体がいつも疲れていたのが、それもなくなって思うように動けるようになった。すごく不思議だ」と本人が驚くほどよくなっています。通年性の症状はだいたいおさまっていますが、次の花粉症の季節にどうなるかはこれからです。

〈症例6〉　四歳の男児

初診が五月下旬、花粉症の季節が終わった頃でした。生後三カ月から脂漏性湿疹があり、一歳半のときにアトピー性皮膚炎と診断され、ステロイドの外用による治療を受けていました。母親が食事に大変気をつけていて、ホメオパシー治療が従来の西洋医学より安全な治療だと思ったのが受診の動機と語っています。父親に花粉症があり、母親にも花粉症とアトピー性皮膚炎があります。

一日三時間から八時間ぐらい非常に痒がる。掻き出すとやめられない。寝ている間も痒くて眠れない。昼間ものべつ掻いている。皮膚の状態は春にひどくなり、夏に少しよくなって、秋にまたひどくなり、冬に少しおさまる。花粉の時期と一致して皮膚の症状も悪化する。ほてりがあって、おでこに汗をかいたり、寝るときはうつ伏せで両手を上げて寝ている。甘いものが大好きで、食欲はすごくある。おねしょをときどきする。怖がりで暗いところが大きらい。お化けも大きらい。音に敏感。雷も怖がる。

しかしお母さんから見ると、「この子はお気楽で明るい子」だと言う。実際、活発で明るく、人懐っこい。とくに印象的だったのは、幼稚園で誰かにいじめられたりいやなことをされたりしても、やり返したら誰かがまたいやな気持ちになるから絶対にやり返さないと言います。暴力的なことはやるのも見るのもきらい。絵を描くことや図工が大好きで、毎回来診時に、自分で描いた絵や工作などを持ってきてくれるようなやさしくて可愛い子。記憶力もすごくいい。

アトピー性皮膚炎の症状と、精神的・全身的・局所的症状から判断して、フォスフォラス（Phosphorus）のＬＭポテンシーの最初の単位であるＬＭ１を毎日一粒服用で治療を始めました。フォスフォラスは白燐から作られたレメディで、体質レメディの一つとして子どもによく用いられます。このレメディを必要とする子どもは、明るく心やさしく、人の気持ちを汲《く》み取り、敏感でアーティスティックな性格、想像力が豊かで、幽霊、暗闇、雷などを怖がる特徴があります。

ＬＭポテンシーというのは、慢性疾患の患者が毎日繰り返し服用できるように、ホメオパシーの創始者であるハーネマンが晩年に開発して用いたポテンシーです。アグラベーション（一時的な症状の悪化）が起こりにくく、慢性の症状や皮膚症状に対して、また高齢者などに用いられます。

子どもの皮膚症状では、ポテンシーが高いと、強いアグラベーションによって急激に痒くなったりすることがあり、それを避けるためにＬＭ１から始めました。一カ月ほどして二度目の診療時に母親が、最初の三日間で劇的によくなったと驚いていました。その後は徐々によくなっていく感じだった。背中と腰まわりに少し症状があるぐらいで、湿疹はほとんどなくなった。ステロイドを塗らなくても掻かなくなったといいます。興味深いのは母親が「お気楽で明るい子」と言うぐらい活発な子だったのが、いい意味で少し落ち着きが出てきたということです。

その後、経過に従いフォスフォラスをＬＭ３まで順次ポテンシーをあげていきました。二カ月に一回ぐらいの来診で非常に調子のよい状態が続き、秋口に一時症状が悪くなったときにレメディをＬＭ４にしました。

初診から九カ月、翌年一月に入ってから花粉症の症状が出始めました。毎年一月の最終週ぐらいから症状が始まり、鼻水で息ができなくなるぐらいとてもひどく、一週間ぐらい寝込むことがあるといいます。そこでフォスフォラスをＬＭ４から６ｃに替えて毎日服用するようにしました。そうすると二月の時点で、毎年出る症状が出なくなりました。その後ずっとフォスフォラス6cを続け、三月の時点で花粉症の症状はまったくなく、皮膚の調子もいい状態を保っています。それまであまり汗をかけなかったのが、かくようになったそうです。七月に来た時点でアトピー性皮膚炎の治療は終了しました。

〈症例7〉　四十代の女性

インテリアコーディネートを仕事とする女性です。三歳から気管支喘息で、ステロイドの吸入薬と点鼻薬を使用しています。初診時妊娠二カ月で、できたら薬をやめたい、やめられないまでも減らしたい、ということでホメオパシーを希望して、九月初旬に他医院からの紹介で来ました。

春と秋の花粉の季節になると、花粉症の症状が悪化する。とくに八月末から九月に、とても眼が痒くなる。水様性の鼻水が出る。鼻づまりはなく、流涙などの眼の症状も少ない。くしゃみはたまに出る。

喘息の症状としては、寒い風と湿気、とくに台風時に悪化する。台風が近づいてくると胸苦しくて、ステロイドの吸入をしていても苦しい。温度差とか湿気の差によってもひどくなる。咳は乾性で、息苦しいときに少し出る。夜中の九時、十時頃に喘息の症状が悪化する。冷え性で、発汗が多い。

気管支喘息と、湿気や台風のときに悪くなるということから、最初にドルカマーラ(Dulcamara) を処方しました。ドルカマーラは、湿気や寒さで悪化する秋の花粉症や、気管支喘息のレメディとしてよく使われるものです。しかしこれはあまり効果がありませんでした。九月初旬の初診の段階では、八月の台風のときに吸入薬を使ったが胸苦しさがあった。九月になって眼がすごく痒くなり、症状が悪化した。胃のあたりがむかつくような感じで、眠くてしょうがない。頻尿もある。身体が疲れて仕方がないという話でした。

そこで九月下旬の再診のときに、ドルカマーラをやめ、気候の変化で喘息の症状も変化するという体質的・全体的なアプローチから、キナ（Cinchona officinalis）30cを処方しました。ハーネマンがホメオパシーを創始するきっかけとなったキナ皮のレメディで、これが有用でした。九月の下旬から二週間、喘息の症状はまったくない。眼の痒みもない。十一月に来診したときは、眼の痒みはないが、水様性の鼻水が止まらないというので、キナの12cを毎日服用としました。翌年の一月中旬頃になって、天気がよいと花粉が飛ぶので少し悪いという話でしたが、続けて服用するように言うと、三月になっても花粉症の症状はありませんでした。頻尿もなくなり、ステロイドの吸入薬と点鼻薬も必要なくなりました。

3　花粉症へのセルフケア

花粉症の症状によっては、自分でレメディを選び、自分で対応する、いわゆるセルフケアが可能です。花粉症に対応するレメディは約一三〇種類もあるので、その中からセルフケアとして何を選んだらいいかというのは、実際は難しいかもしれません。しかし、よく使われる代表的な花粉症のレメディの特徴的な臨床像を知ることで、セルフケアとしてとても役立ちます。主に鼻と眼の症状に焦点をあて、その症状にもっとも合ったレメディを選ぶ簡単な方法です。ここにあげた六つのレメディは比較的簡単に使える代表的なレメディですが、自分の症状がレメディの示す臨床像に合っていないと効果はありません。

服用は通常30cのポテンシーを一日一～二回、一回一粒が基本です。症状が改善するまで服用します。たいていの場合、二週間以内に改善します。

服用しても症状が改善しない、また症状が悪化する場合は、すぐに服用をやめ、ホメオパシー医を受診してください。

花粉症に役立つ六つのレメディの臨床像

レメディ	原材料		臨床像
アリウム・セパ (Allium cepa)	アカタマネギ	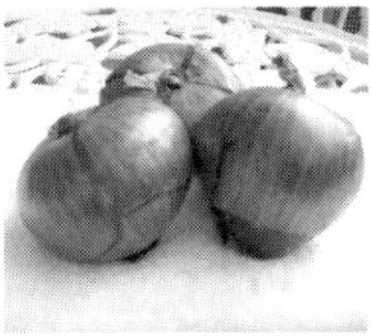	多量の鼻汁、鼻に焼けつくような痛みを感じ、くしゃみが出るときに有用。眼の症状は流涙が多い。暖かい室内や温かい飲み物で症状が悪化する。涼しい外気で改善。
ユーフラシア (Euphrasia officinalis)	ゴマノハグサ科 コゴメグサ属の一年草		鼻よりも眼の症状がひどく、ヒリヒリと眼が痛み（または砂が入ったような痛み）、多量の流涙があるときに有用（アリウム・セパと対照的）。痰を伴う咳。室内や暖かいところで悪化。また日光や風にあたると悪化。眼をふいたり、まばたきをすると改善。この植物は昔からアイブライトと呼ばれ、眼の痛みや炎症に使われてきた薬草。局所的なレメディとして、眼の症状（外傷、結膜炎、眼瞼炎、眼精疲労、視力低下など）に対してよく用いられる。
アーセニカム (Arsenicum album)	三酸化二砒素 （一般に亜砒酸と呼ばれる）		眼と鼻の両方に焼けつくような感じがあり、刺激性で多量の鼻汁と流涙があるときに有用。くしゃみが頻発。体質的にとても寒がりの人で、症状は戸外で悪化する。暖かい室内で改善。用途の広いレメディで、ファーストエイド（応急手当）としても下痢や嘔吐のみられる急性胃腸障害、感冒などに用いられる。体質レメディとしても用いられる。

レメディ	原材料	臨床像
サバディラ (Sabadilla)	ユリ科の植物のタネ 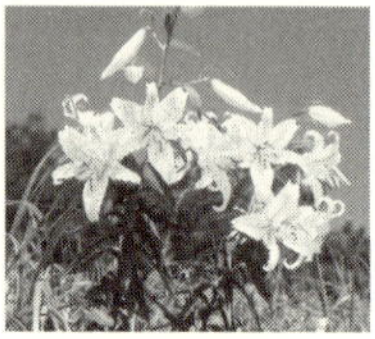 高橋 孜　提供㈱セブンフォト	眼と鼻から多量の水様性の分泌があって、くしゃみが頻発で激しいときに有用。咽頭がヒリヒリする、眼元の違和感など。 アリウム・セパと逆に、暖かい室内や温かい飲み物で症状は改善。
アムブロシア (Ambrosia artemisiefolia)	ブタクサ 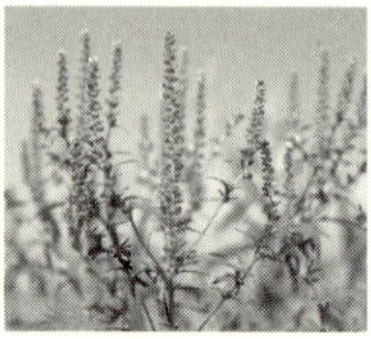 渡辺利彦　提供㈱セブンフォト	喘息のようなゼーゼーという咳が出る。眼と鼻から水様性の分泌があり、目蓋が痒いなどの症状に有用。戸外で症状が悪化。 秋のブタクサの花粉症に、アイソパシーとして用いる。
プルサティラ (Pulsatilla)	セイヨウオキナグサ 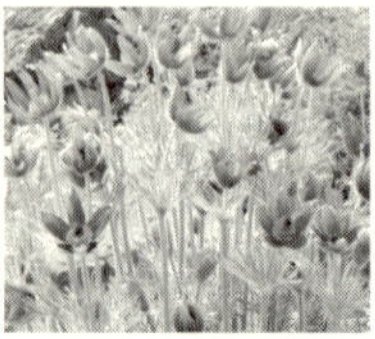	眼と鼻の症状はそんなにひどくないが、鼻づまりがあり黄色い鼻汁が出るような場合に有用。 用途の広いレメディで、ファーストエイドとして、感冒、インフルエンザ、急性中耳炎（とくに子ども）、消化不良などに用いられる。 体質レメディとしても使われる。

4　その他、ホメオパシーで効果がみられた症例

ホメオパシーでは一人ひとりの患者に対して、個別的な治療が行われます。従来の治療に相補的に用いられることもあれば、ホメオパシーのみで行うこともあります。とくに子ども、高齢者、妊婦に広く使われています。またこれまでに効果的な治療法がない場合や重篤な患者にとって従来の治療が使えない場合、さらに従来の治療との併用で副作用や投薬の削減を目的とする場合に有効です。一方、がんやＨＩＶ感染症（ヒト免疫不全ウイルス）など難治性疾患に対しては、ＱＯＬを考えた治療として行うことができます。

ここでは花粉症以外で効果がみられた症例を紹介します。

〈症例１〉　難治性うつ病

四十代半ばの主婦の方で、初診の四年前に子宮筋腫の手術を受けたが、手術後、身体のどこを動かしてもそれまでの感覚と違い、自分の身体でないようなショックを感じて、思うように動けなくなったといいます。手術前から周囲の人間関係に失望して、少しずつうつ状態になり、二年前から精神科で抗うつ薬（スルピリド、塩酸イミプラン、パロキセチ

ン）の投与を受けています。しかし抑うつ気分、何ごとに対しても意欲の喪失、思考力・集中力の減退、睡眠過多、疲れが抜けないなどの症状が改善されないため、ホメオパシーの治療を希望しての来院です。

悲観的になると止まらない。一日中寝込んで、足に感覚がなくなり、動こうとしてもすぐに固まって動けなくなる。始終イライラして叫び出しそうになる。三姉妹の末っ子で、これまでの家族、とくに母親との葛藤について語り、母親への怒りを強く表現するなど、自分が何をどうしたらいいかまったく分からないと、混乱しているような状態でした。

やや大柄で、長くて黒いストレートの髪、話し方は礼儀正しく、おしゃれな女性。結婚して一〇年。子どもはいない。非常に冷え性で発汗は多い。食欲はないが食べられる。甘いものやスパイス類が好きで、ラッキョウなどの酢の物がきらい。水分をよくとる。

朝に症状が悪化。眠れない。午前二時半に必ず眼が覚める。寝言をよく言い、母親の夢を見る。朝の眠気が強い。後頭部に一日中重く詰まった感じの頭痛がする。便秘、ガス、鼓腸、便の臭《にお》いが強い。膝の痛みと手足のむくみ。

性格的には真面目で融通《ゆうずう》が利《き》かない。恥ずかしがりやで、人前に出ると緊張する。疑い深く、いつもイライラしている。素直だが、人づきあいが苦手で、子どもはきらい。他人の評価が気になり、自分にあまり自信がないと語っていました。

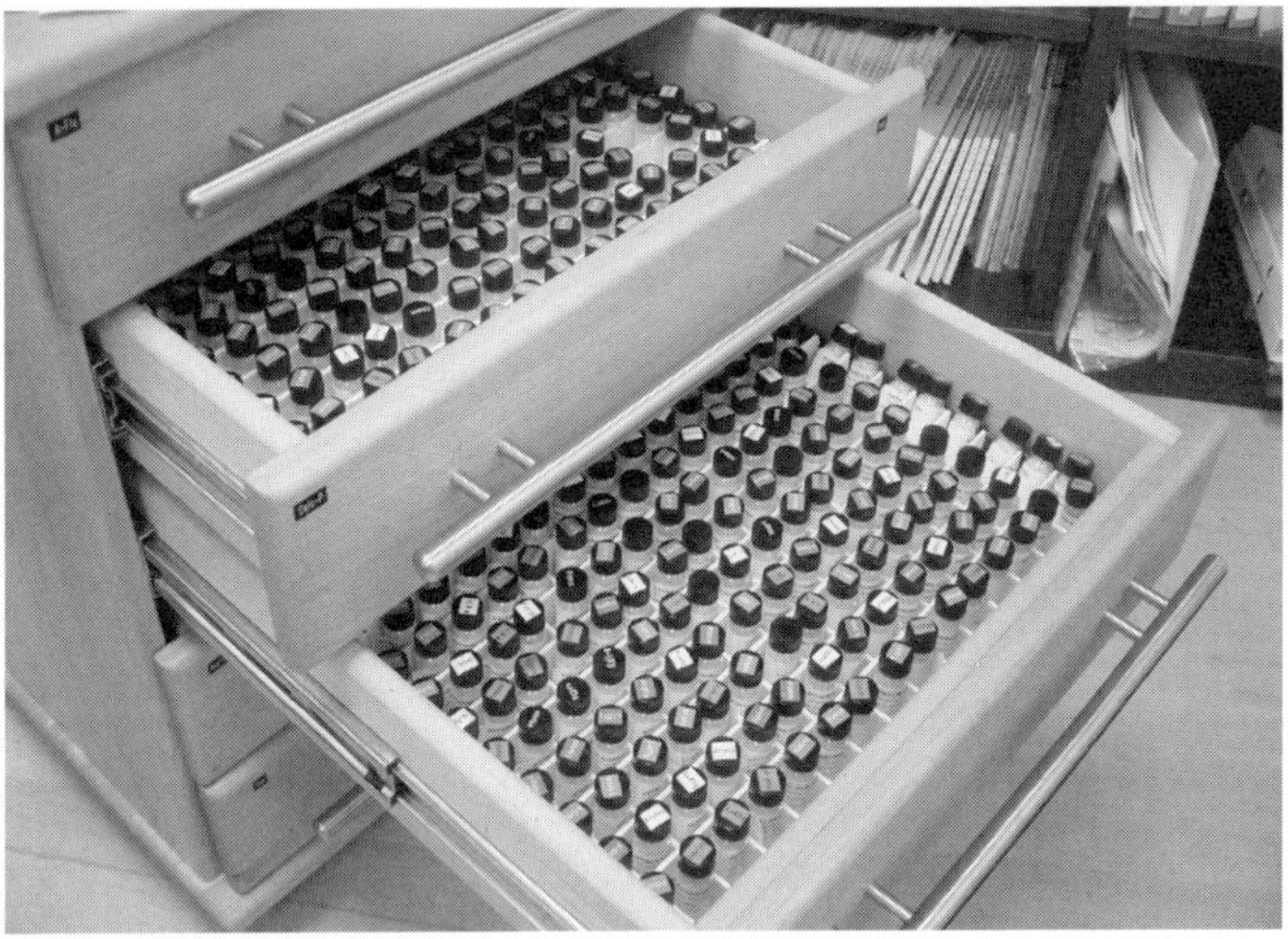

帯津三敬塾クリニックにあるレメディ・ボックス。常時300種類ほどのレメディが、いろいろなポテンシーでそろえてある。

初診時の問診の結果から、わたしは精神的症状を中心にレパートリゼーション（患者さんの症状に適したレメディを選ぶ分析作業）を行い、スタフィサグリア（Staphysagria）２００cを一日一回、三日間の処方としました。スタフィサグリアはキンポウゲ科の植物ヒエンソウ由来のレメディです。このレメディを必要とする人は、心の内に怒りや悲しみなどの感情を抑圧している人、なぜこのような仕打ちを受けるのかと、葛藤と怒りを抱えているような人です。

治療開始後一カ月で、四六時中眠くて仕方なかったのが、三分の一ぐらいになって不用意に眠り込んだりしなくなる。またこれまで抑え込んでいた葛藤をありのままに表出できるようになる。四カ月後には、眠気に襲われることがなくなり、朝から家事ができるようになる。「すごい変化！」と本人は驚きを語っています。抗うつ薬はパロキセチンのみを服用。治療開始から約五カ月経過したところで、体調は以前に比べて格段に改善したが、イライラ気分が消えず、ときどき声を上げて自分がコントロールできない状態になると訴えました。

そこでそれまでのスタフィサグリアからスージャ（Thuja occidentalis）30ｃに変更しました。スージャはニオイヒバから作られたレメディです。これは母親の夢をよく見るという無意識下での葛藤、さらに自分をコントロールできない状態などから選択した変更です。

スージャを一粒服用したところ、以前の動けなかったときと同じような症状が出たので、服用を一粒でやめたが、その後はコントロールのきかないイライラ感がなくなったようです。身体のだるさや眠気もなく、抗うつ薬は使用しなくなりました。レメディを変更してから約一カ月後に、スージャのポテンシーを上げて２００ｃの服用としました。さらに一カ月後、九〇パーセント以上回復した感じで、何かしたくて仕方がなくなり、習い事とパートの仕事を始めた。レメディは調子の悪いときだけの服用で、最近はまったく飲まなくても調子がよく、普通に動いている。「夫からウソみたいに動いている」と言われたそうで、「一〇〇パーセントの回復、以前より楽しく過ごしている」と話してくれました。治療開始から約一〇カ月でうつ病の治療を終了としました。

　この女性の場合、当初のスタフィサグリアの処方でかなり症状が改善されてきましたが、抗うつ薬を漸減するなかでスタフィサグリアの効果が認めにくくなってきたため、レメディをスージャに替えたことが回復への大きなポイントになったと考えられます。

〈症例2〉　外傷後ストレス障害（PTSD）

　アロマセラピストの三十代女性です。ＰＴＳＤの治療としてホメオパシーを希望して来院しました。二年前の夏、一週間ほどの旅行をしたときに、広島の原爆資料館を訪れました。東京に戻って一～二日した頃から、白い壁を見ると脳裏に焼きついた原爆資料館の映像がよみがえる。何か考えごとをしているときやテレビを見ているときなどにも、原爆資料館で見た写真が眼の前に浮かび上がって息苦しくなり、心臓が拍動するのが感じられるといいます。不眠が続き、夫に添い寝してもらってもダメで、三日間眠れなかったこともあるそうです。

　既往歴として小学六年生のときに不整脈（心室性期外収縮）を指摘されていて、忙しいときには息苦しい感じがあるが、ホルダーＥＣＧ（二四時間心電図）では異常がない。旅行から帰って一週間後に心療内科を受診したところ、ＰＴＳＤと診断された。抗不安薬と抗うつ薬を服用したが、自分が自分でなくなったような、まるで自分が薬に乗っ取られたように感じて、数カ月後には薬を飲まなくなった。

この二年間少しずつ症状は軽くなってきているように思うが、とにかく怖くて仕方がない。恐怖の感情が取れない。とくに真夜中から午前三時頃ぐらいまで、眼をつぶって眠ろうとしても原爆の光景が思い出され、眼がさえてしまう。ふだんテレビを見ていても同様のフラッシュバックが起こる。また背中や身体全面の火傷《やけど》（ケロイド）の白黒写真が脳裏に焼きついていて、白黒写真への恐怖がある。

この女性が語るストーリーからアコナイト（Aconitum napellus）２００ｃを処方しました。アコナイトは、古くから暗殺に使われた猛毒植物であるトリカブトから作られたレメディです。恐怖、とくに死の恐怖、ショックやパニック、極度の不安などの精神症状や外傷、急性感染症の発病初期に用いられます。

アコナイトを服用して一カ月後の再診では、フラッシュバックは起こらなくなった。ホメオパシーを受ける前にくらべて恐怖が三〇パーセントぐらいになった。まだ暗闇が怖く、夜も電気は消せないが、十分熟睡できるようになった。「今つらいことは？」と質問すると、自分が神経質で、とてもこだわりが強いという性格が悩みだといいます。たとえば飼っているハムスターのケージが汚れてもいないのに、二時間もかけてピカピカに磨き、そのあと何度もきれいかどうか確認しないではいられない、という答えでした。

こうした強迫的な傾向から、レメディをプルサティラ200cに替えました。約二週間後、怖いものはなくなった、もうこれでいいじゃないかと思えるぐらいになった。怖さから眠れないということもない。ただハムスターのケージの掃除は、時間があるかぎり、まだ納得のゆくまでやっている。自分で何とか脱したい、こんなの私じゃないと思うが、何度も何度も繰り返している。「こんなこと早くやめたいと思うが、そうできない」と言います。このとき右足だけがだるい。以前にも足が疲れるとだるくなったことがあるというので、ナトラム・ムリアティクム（Natrum muriaticum）200c－200c－1M（第一日目200c一粒、第二日目200c一粒、第三日目1M一粒）の処方に替えました。

ホメオパシーの治療を開始して三カ月後、右足のだるさがなくなった、こだわりがずいぶん減り、「まあいいかと思えるようになった。以前なら一〇回ぐらい同じことをしていたのが、一回ですむようになった」と話していました。この時点で治療を終了としました。

〈症例3〉　脳梗塞後の多彩な症状

四十代の主婦の方です。

初診時の主訴は抑うつ、全身疲労、右手足のしびれ、味覚障害、視野狭窄など、脳梗塞後の多彩な症状でした。

初診の一カ月前、一人で旅行中に突然、脳梗塞で倒れました。その後、徐々に回復に向かったが、全身の疲れ、抑うつ状態が続いている。右手足のしびれが残り、手の第三・四・五指が動かない。また味覚障害が出現し、異常に喉が渇くようになり、ホメオパシーを希望して来院。

この方は七年前から自分でホメオパシーのキットを買って、セルフケアをしているということでした。鍼灸にも病後一カ月ほど通っているが、効果がない。昨年来、夫の仕事やその友人関係でのトラブルから、夫に対して許せない気持ちがずっとある。一二年ぶりの一人旅も、そのことを気持ちの上で清算したくて出かけた。几帳面で、整理整頓は好きだけど、自分の思っているようにちゃんとできない不満をつねに持っている。本当にいやなことがあったときに、前向きになれないと言います。夫と息子二人の四人家族です。

発症のきっかけとして夫に対して許せない気持ちがあることから、スタフィサグリア200c－200c－1Mの処方をしました。

治療開始一カ月後には右手足のしびれはほとんどなくなり、全身の倦怠感も少し改善。同様の処方を繰り返しました。約三カ月後、夫に自分の気持ちをぶつけられるようになった。五カ月後、身体の症状はなく、全身の疲れは七〇パーセント以上回復している。気持ちの面では、夫への複雑な思いを一日たりとも忘れたことがないが、まったく思い出さなくていられる時間が増えた。夫もずいぶん変わったが、うそをつかれた、踏みにじられたという気持ちが残っていると、自分の葛藤を語ってくれました。

身体の症状はほぼ回復しました。さらに精神面での改善を期待してレメディを替え、プラチナ（Platinum）２００ｃの服用としました。貴金属であるプラチナから作られるレメディで、痙攣《けいれん》や麻痺《まひ》、神経痛などの神経疾患によく使われます。

その約一カ月後、この方はこんなふうに語ってくれました。

「レメディがフィットしました。おかげさまでかなり楽になりました。スタフィサグリアは効果があったのですが、許せたり怒ったりの堂々巡りで、悪循環から抜け出せなかった。何とか抜け出そうとしてもできなかった。ホメオパシーは不思議な感じです。自分の中でやっと先が見えてきました。治っていくのは自分。だけど自分だけで解決できなかったことがホメオパシーで変わり、先生に支えられている安心感があります」

その後まもなく、治療は終了としました。

この方との治療の過程で、わたしは、ある精神科医が回復の過程では、「回復を必要とする人を信じ、そのそばにいる人の存在が必要だ」と言っている意味を実感しました。病気の人と治療者との信頼関係の下で、その人は日々の生活の中で自己を見つめ直し、生き方が変化していくことによって、真の意味の回復に向かうのかもしれません。わたしはホメオパシーを通して、治療者は病気の人の回復を援助し、回復に立ち会う機会を持つことができると考えています。

〈症例4〉 一二年間の片頭痛

外資系の会社で法律関係の仕事をしている三十代半ばの女性です。

中学生の頃からズキズキする拍動性片頭痛に悩まされ、いつも鎮痛薬を使用していましたが、最近は一週間飲み続けても片頭痛がおさまらず、薬が効かなくなってしまいました。痛みは頭の右側から後頭部にかけてあり、生理前にひどくなる。症状がひどいときは吐き気を覚えるが、吐こうとしても吐けない。強いめまいもある。羞明《しゅうめい》（光がとてもまぶしい）があり、足はとても冷たく、汗をかく。生理が始まる二、三日前にはイライラし、とても眠くなる。

二年前に結婚して、仕事はずっと続けている。外部とのつながりがなくなるのが怖いと思っている。家でも会社でも長女的な役割をこなしていて、内向的で、人見知りがあり、他人に怒りをぶつけることができない。

初診時の処方はナトラム・ムリアティクム30cとしました。ナトラム・ムリアティクムは天然塩から作られるレメディで、慢性の片頭痛によく用いられます。

この方の場合は、主に右前頭部から後頭部にみられる拍動性のハンマーで殴られたような激しい頭痛で、視野がかすんでチカチカし、吐き気や嘔吐《おうと》を伴うことがあります。横になって睡眠をとると症状が改善します。性格的には真面目で、過度に責任を持ちすぎる、人前で泣くことができない傾向の人です。

しかし二週間後、症状の改善がみられないことから、レメディをフォスフォラス6cの毎日服用に変更しました。

わたしは通常問診を行っているときに、だいたい三つから四つのレメディが候補として頭に浮かんできます。その中でレパートリゼーションによって身体症状などが合っているかを確かめた上で、患者がいま必要とするレメディを一つに絞り込むという作業を行います。

この女性の話では、性格が内向的で人見知りということだったので、わたしは問診中にフォスフォラス、シリカ（Silica）、ナトラム・ムリアティクムの三つのレメディを考えました。そこで、当初のナトラム・ムリアティクムの効果がなかったことからフォスフォラスに変更することにしたわけです。フォスフォラスを服用して一カ月後、片頭痛の回数が六〇パーセント減り、その間に一錠だけ鎮痛薬を飲んだそうですが、片頭痛のときの吐き気もなくなり、夜も眠れたというので、フォスフォラス6cを30cとしました。その結果、初診から二カ月で、あれほど頑固だった片頭痛の症状はまったくなくなりました。

〈症例5〉 過敏性腸症候群

三十代男性、大学講師の方です。家族の薦めで来院しました。

五年ほど前、電車が遅れて大切な講義に間に合わなくなり遅刻しました。そのことがきっかけで電車に乗ると不安になり、無性に便意を催しトイレに行きたくなる。三年前に過敏性腸症候群との診断で、一時、投薬治療を受けていたが、あまり効果がないので途中でやめてしまった。毎朝、粘性の下痢がある。電車に乗ると、とたんにトイレに行きたくなり、二駅ともたない。胃に不安を感じて、胃が重く不快感がある。つねに吐き気がある。これらの症状は午後二時から四時にかけて悪化する。午後三時頃、講義が終わった後、吐き気で話せなくなることもある。

食欲は落ちていて、すぐにお腹《なか》がいっぱいになる。食べる量も減り、体重がこの一年で一〇キロ以上減少した。脂っこいものを食べると胃が痛む。よく喉が渇き、温かいものを好んで飲む。もともと暑がり。風邪をひくと喉が腫れて痛みが強い。扁桃腺炎で高熱が出ることもある。几帳面で真面目な性格。気が弱い半面、目立ちたがりのところもある。講義などで人前に出ると緊張からドキドキしたり腹痛を感じたりするが、やり始めればうまくできる。

このような話から、とくに胃腸の症状、その症状が午後二時から四時に悪化すること、その他の生理的な特徴、舞台負けするなどの傾向を含めて、リコポディウム（Lycopodium clavatum）30ｃの三日間処方としました。治療開始後約一カ月、電車に乗っても緊張しなくなった、講義を落ち着いてやれる、腹痛を忘れるぐらい朝の下痢がほとんどなくなったというので、さらにリコポディウム200ｃを処方。ホメオパシーの治療を始めて二カ月後に治療を終了としました。リコポディウムはシダ植物であるヒカゲノカズラから作られるレメディです。消化不良、胃痛、便秘、鼓腸など胃腸障害によく用いられます。ポリクレスト（多様性のあるレメディ群の総称）の一つで、このレメディを必要とする人は、自分に自信がなく、人前で失敗することを恐れ、予期不安の強い性格です。

〈症例6〉　潰瘍性大腸炎

二十代の主婦の方です。新幹線に乗れないので、ご主人の運転で遠方からホメオパシーを希望して来院。

四年半前に第一子を出産したが、仮死状態のまま死亡するという不幸な出来事が不調の始まりでした。そのときは泣くこともできず、話をしていても感情というものがないような状態でした。何もする気になれず、やがて抑うつ状態に陥《おちい》り、引きこもるようになりました。その一年後から下痢が続くようになり、病院で内視鏡などの一連の検査で、潰瘍性大腸炎と診断されました。これまでメサラジン、ポリカルボフィルカルシウムなど四種類の投薬を受けていますが、症状は改善しないままです。毎日下痢が続き、日に三、四回の排便。しかも排便が自分の意志でコントロールできない。排便を催すと我慢できず、外出の際は不安で、いつもナプキンを着けているということでした。

彼女にはアーセニカム30cを処方しました。前にもふれましたが、アーセニカムは亜砒酸という非常に毒性の強い天然物質から作られたレメディです。ポリクレストとも呼ばれ、多岐にわたりいろいろな症状に用いられます。また体質レメディとしても使われます。

亜砒酸は毒薬として知られていますが、亜砒酸による急性の中毒症状として、突然の腹痛、激しい嘔吐と下痢、焼けるような痛み、胃痙攣などに襲われ、低血圧、頭痛や虚脱感がみられます。恐怖と不安が落ち着きを失わせ、いちじるしい精神的な苦悶にも見舞われます。このような症状に対してアーセニカムは効果を発揮するのです。

この女性の場合、服用二カ月後に身体の冷えがなくなり、下痢の回数は減ってきました。

ただガスは依然としてたまり、辛いものを食べた後に粘血性の便が出る。五カ月後、腹部の痛みがなくなり、ガスも減ってきて、一人で電車に乗れるようになりました。七カ月後、それまで服用していた内科の薬は必要なくなりました。腹痛は完全に消え、ガスもたまらない、おかげで夜もぐっすり眠れるようになったといいます。九カ月後、腹部の症状はほとんどありませんが、子どもを亡くした悲しみが癒えないままでした。そこで「悲嘆のレメディ」と呼ばれるイグナティア（Ignatia amara）２００cを処方しました。その二カ月後「気分が楽になりました。引っかかりが取れた感じです」と語ってくれました。

〈症例7〉　成人型アトピー性皮膚炎

この患者さんもアーセニカムによって改善がみられた方です。

インターネットでホメオパシーのクリニックを探し、わざわざ東北から新幹線で来院した三十歳の男性会社員です。五歳の頃、アトピー性皮膚炎と診断され、ステロイドの外用で軽快していました。十八歳で上京、大学生活を送っていましたが、十九歳の夏に帰省したときアトピー性皮膚炎が突然再発しました。その後、二十二歳のときにアメリカへ短期留学、症状は消失し、帰国後も落ち着いていました。一年前に帰郷して親の会社に就職したのですが、ストレスで胃潰瘍を発症、アトピー性皮膚炎の症状が悪化し始めました。

以前に比べて非常に寒気を感じるようになる。ステロイドの使用をきらって、いろいろ民間療法を試みたが効果はなかった。皮疹が顔面、頸部、上肢、体幹の広範囲に拡大、二カ月前頃から掻痒が強く、痒くて眠れなくなった。ステロイド外用で一進一退の症状が続いているというのが初診時の状況でした。もともとデザイン関係の仕事を希望していたが、実家に帰り、販売業務についているという礼儀正しい好青年です。

症状をもう少し細かく診ていくと、顔面全体が乾燥しており、とくに前額部に紅斑《こうはん》がみられ、頸部には掻破部位の皮膚の苔癬化《たいせんか》が認められます。空腹時や精神的ストレスによる胃痛がある。冷え性で足先が冷たく、いったん冷えるとなかなか温まらない。鼻づまりもある。温かくしていると痒みはおさまるが、夜中の一時半頃に痒くなる。痒くないときでも掻いている、掻き出したら止まらない。イライラしたときに掻くことによって気持ちがよくなる、ある種の快感があると言います。

ハウスダスト、ダニ、スギ花粉などにアレルギーがあり、アレルギー性鼻炎（花粉症）も併せもっています。精神的な所見では、一人でいることが好き、人に慰められるのを好む、気が弱く、言いたいことが言えないという半面、楽天的で、人を楽しませることが好き。理知的で合理的、物事をよく突き詰めて考えている。几帳面、約束はきちんと守る。不誠実なこと、反公共的なことに怒りを感じるという性格です。

このような全体像から、わたしはアーセニカム30ｃの三日間処方としました。二週間後、皮膚の状態が驚くほど顕著に改善される。さらに同じレメディの投与を続け、約一カ月後の来診時には、ステロイドの外用薬はほとんど使っていない、掻くことがなくなった、胃の痛みはまだ少しあるが、食事をすればなくなるということでした。何よりもこれまであった治そう治そうという気持ちから解放され、精神的に楽になったと言います。

初診から三カ月弱の時点で、ステロイドはまったく使わなくなり、皮膚の状態も落ち着いてきたので、症状が悪化したときにだけレメディを服用するということで治療を終了としました。

〈症例８〉三五年来の尋常性乾癬

六十代の男性です。

三十代に尋常性乾癬《かんせん》との診断を受け、これまでに治療としてステロイド外用に加え、レチノイド内服、シクロスポリン療法、ＰＵＶＡ（紫外線照射）療法、ステロイド内服、漢方療法、ＳＯＤ（活性酸素除去酵素）内服を受けてきたが、その効果はどれも一時的で持続しなかった。初診時の皮膚の状態は、顔面、四肢、体幹全体に乾癬特有の落屑性《らくせつせい》紅斑がみられる。痒みが強く、皮疹よりも痒みをつらく感じている。症状は夏のほうが軽快し、冬、乾燥によって悪化する。

四歳の頃に肋膜炎の既往があり、母親は糖尿病でした。彼自身はずっと電話交換機の技術的な仕事をし、仕事一筋だったが、家族を大事に思っている。皮膚の症状に対して「鬱陶しい。悩みはこれしかない」と感じています。

全身の生理的な特徴として、体温は三六・五度でやや高め、冷えはない。発汗は普通。とくに好きな食べ物は甘いもの、ビール。またとくにきらいなものは鶏肉。睡眠中に歯ぎしりをよくし、右下に寝ることが常。その他の身体症状では近視、遠視があり、ふけや抜け毛が多く、乾燥肌。

性格は楽天的で好奇心が旺盛、人を信じやすく、他人に対してあまり腹を立てたことがなく、愚痴を言うこともない。悩みは皮膚症状ぐらいで、深く考えない。悩みがあっても人に相談しない。子どもの面倒を見るのが好きで、涙もろいが、人前では泣くことはない。外見は髪の毛が少しぼさぼさしていて少なく、中肉中背です。

楽天的、真面目、明るい、冬に症状が悪化、鶏肉がきらい、甘いものを好む、乾癬の発疹また歯ぎしりなど、この患者さんの今の状態を特徴づけている症状からレパートリゼーションを行い、硫黄華由来のサルファというレメディを処方しました。治療前に強かった痒みが、治療約五カ月後には一〇分の一に激減。本人も「すごくよくなってきている」と自覚していました。八カ月後にはステロイド外用をやめ、約八〇パーセント以上回復、その後一時悪化したりすることがありましたが、ホメオパシーのレメディのみの治療となり、二年七カ月で治療を終了しました。

〈症例9〉 再発性単純ヘルペス

三十代の主婦の方です。

四年前に口唇炎《こうしんえん》から始まり、その後、単純ヘルペスの再発に悩まされています。以前は年一回程度の単純ヘルペスが出現していたが、一年前から毎月のようにできるようになった。皮膚科で口唇炎にステロイド外用、単純ヘルペスに抗ウイルス薬の内服と外用の治療を受けているが、ますます悪化している。口唇の上下両方に複数の水疱ができ、口唇全体が赤く腫れ、本人が言うには「たらこ状態」。とても冷え性で、生理痛が激しい。腰痛、膝の痛みなどもある。怖い夢、とくに怯《おび》えている夢をよく見る。夢には、亡くなった両親が出てくる。

わたしはホメオパシーの問診中に、性格についてお尋ねする場合、自分の好きな面、きらいな面はどのようなところですかとよく質問します。彼女の答えは、真面目、人のことをとても大切にする、やさしくできるところが好きな面。きらいな面は、はっきりものが言えない、とくに自分の考えをまとめて言うのが苦手、いつも周りが気になって、自分はこれと主張できない意志の弱さがきらいというものでした。

一般に、単純ヘルペスに対する抗ウイルス薬の内服は、再発の期間や重篤さを軽減する目的で使われます。しかしこの女性のように内服が効かなくなることもあり、そうなると治療は非常に難しくなってきます。

一方ホメオパシーでは、口唇の単純ヘルペスに対するレメディとしては、ルス・トクス、ナトラム・ムリアティクム、セピアなど七一種類あります。症状が激しく、非常に寒がり、真面目で働きすぎて疲れる傾向がある、いつも周りの人が気になる、怯えている夢や死んだ両親の夢を見るなどのことから、わたしはカルカレア・フルオリカ（Calcarea fluorica）が、もっとも現在の彼女の状態に適していると考え、その30ｃの三日間処方としました。服用してからそれ以降、単純ヘルペスの再発はなくなりました。カルカレア・フルオリカはフッ化カルシウムが原材料です。

〈症例10〉　帯状疱疹後神経痛

七十代の女性で、一二年前に左胸部、五年前には左腹部とこれまでに二度、帯状疱疹に罹患しており、初診の一年前、左胸部が三度目の帯状疱疹になりました。その後六カ月以上経っても疼痛が続き、帯状疱疹後神経痛（ＰＨＮ）と診断されました。種々の治療を受けてきたようですが効果がなく、ホメオパシーの治療を開始しました。

左胸部から背部にかけてつねに押しつけるような強い痛みがある。毎晩夜中二時から三時にかけて痛みのために眼が覚める。左肩のこりもとても強い。最初ルス・トクス30ｃの服用としました。二週間後、左肩のこりはなくなったが、左胸部の疼痛は変わらないということから、左胸部のＰＨＮ、とくに第五・第六肋間の痛みに、ラヌンクルス（Ranunculus bulbosus）30ｃの服用としました。ラヌンクルスは、帯状疱疹後の痛みにとても役立つレメディです。一週間の内服で痛みが消失、その後のレメディは必要なくなり、治療を終了しました。

ＰＨＮの治療には通常、イオント・フォレーシスや、比較的疼痛緩和が得られる三環系抗うつ薬の内服などが使われることがありますが、効果がみられない症例が少なくありません。この女性はこの一年間、つねに強い痛みがあり、疼痛のために夜中に必ず眼が覚めてしまうほどでした。このような痛みがホメオパシーのレメディを一週間内服することによって消失したと考えられます。

〈症例11〉　薬剤アレルギーで薬を服用できない高齢者

八十歳前の女性です。

マイナスイオン発生ベルトという機器を着用したところ、装着した両下腿が低温熱傷《ねっしょう》で発赤、水ぶくれになったために一般外来として来院、それが一月の下旬でした。この女性は三十代のときに子宮筋腫、六十歳をすぎてから乳がん、さらに一年ほど前、薬剤アレルギーによる紅皮症のために半年間の入院、加療という既往歴を持っていました。その後、従来の治療薬は一切内服できなくなり、低温熱傷の治療も抗生物質の外用だけで行わざるを得ない状態でした。

ところが熱傷部の浮腫が悪化、刺すような痛みで歩行困難となり、二月上旬に帯津三敬病院に入院。入院時、両下腿は著しく腫張、不良肉芽を形成して悪臭を伴う黄色調の多量の滲出液《しんしゆつえき》がみられ、細菌培養検査の結果、メチシリン耐性黄色ブドウ球菌（ＭＲＳＡ）陽性と分かりました。本来であれば抗生物質、抗炎症薬の点滴投与が必要でしたが、薬剤アレルギーのために投与できず、彼女の了解を得てホメオパシー治療を行うことにしました。

低温熱傷が原因で不良肉芽を形成、黄色調の多量の浸出液の悪臭がとくに強いこと、刺すような痛みがある点などに注目し、硝酸由来のニトリカム・アシッド（Nitricum acidum）30ｃ三日間の処方をしました。

三日間のレメディ服用直後、まず滲出液が止まり、皮膚の表面が乾燥し、肉芽は徐々に消退、刺すような強い痛みは激減、下腿の浮腫も顕著に改善、一週間後の細菌検査でＭＲＳＡは陰性になるなど、急速な改善をみました。

また入院直後から訴えていた腰痛と頻尿に対して、コースティカム（Causticum）12ｃを毎日一粒、七日間の投与を行ったところ、これらの症状も改善しました。さらに体質的な処方として、ラケシス（Lachesis）30ｃを処方しました。これらによって二二日間の入院生活から解放され、その後はホメオパシー治療を外来のみで継続しながら、気持ちのいい日常生活を送れるようになりました。

この女性の場合、高齢に加えて薬物アレルギーであったため、通常の西洋医学的な治療ができませんでした。ホメオパシーのレメディは、このような副作用があって従来の治療が困難なときに有用です。レメディは原材料を非常に薄めて作るので安全です。また小さな砂糖粒なので、抵抗なく服用できるという大きな利点があります。高齢者、子ども、妊娠中の女性などにホメオパシーがよく用いられるのは、こうした理由にもよります。コースティカムは天然の鉱物ではなく消石灰と重硫酸カリウムの混合物で、ハーネマンみずからが考案したレメディです。ラケシスは南米産の毒蛇、ブッシュマスターの毒から作られたレメディです。

〈症例12〉 パーキンソン病

高齢のためにいろいろな疾患を抱え、多種多様な薬をつねに服用している人も多いと思います。最近では高齢者のうつ病の増加なども社会問題となっています。

このような場合、ホメオパシーは疾患を治すというよりも、投薬を減らしＱＯＬの向上などを考えた治療として有用です。

このような方の症例をもう一人紹介します。

八十歳前の女性です。この女性は五年前にパーキンソン病と診断されました。パーキンソン病はゆっくりと進行する中枢神経変性疾患で、比較的高齢者に多いといえます。手の震えや歩行困難、字を書くなど手先の動作がうまくいかないという症状を示します。病状が進むにつれて姿勢が前かがみになり、小刻み歩行となって、普通に歩いていてもつまずくことが多くなります。認知障害やうつ状態、幻覚や妄想などの精神症状を伴うこともあります。

この女性は五年間、他の病院から二種類の抗パーキンソン病薬と高脂血症治療薬の投与をずっと受けていますが、症状はゆっくりと悪化し、最近では外出するのも大変です。疲れてくると右足が震える、家事などでもすぐに疲れやすく、夕方の五時頃に症状が悪化します。寝つきはよいが、朝五時頃に眼が覚め、足が震えて眠れない。鼻が詰まって息苦しく、胸も苦しい――そういう訴えでした。

わたしのクリニックは、ほとんどの患者さんが紹介の方です。そこでなぜホメオパシーを受けに来られたのかをこの方に聞いてみると、娘さんの飼っている犬が病気になったとき、獣医さんがホメオパシーで治療したらすぐによくなった。それで「お母さんも行ってみたら」と、娘さんに薦められて一緒に来院されたということでした。

性格は非常にせっかちで、きれい好き。ちょっとでもゴミが落ちていると気になり、しょっちゅう掃除をしている。でも病気になってから疲れやすく自由に動けないので、さらにイライラすることもあり、最近はやる気もなくなり、外出もできないで落ち込むこともよくあると語っていました。

処方はアーセニカムの30cで、初診は十二月の初めでした。二週間後の再診のときの話では、レメディ服用後間もなく、鼻づまりが少なくなり、胸苦しさもなくなった。買い物に外出しても足が震えなかった。一週間後には足の震えが激減し、何をやってもすぐ疲れていたのが、疲れなくなった。足が軽くなり、足の動きは八〇パーセント以上回復した。「歩いている格好が以前とは全然違う」とは一緒に来た娘さんの言葉です。

引き続き同じレメディでその後の経過をみると、一カ月後には、「字が書ける」「症状があることを忘れている」などと言います。二カ月後、鼻はまだ少し詰まることがあるが、息苦しさはない。三カ月後、気がついたらつまずかなくなった。いつもうつむき加減で歩いていたので、靴の先がすぐにダメになっていたが、そういうこともない。主治医から「ずいぶんしっかり歩いているね」と言われた、という報告でした。

［第三章］

がん治療とホメオパシー

（治療現場からの報告）

1　ホメオパシーの導入

がんの患者さんと向き合う場合、私は必ず戦略会議を持つことにしています。戦略会議というのは、患者さんと話し合ってこれからの対策を練ろうということで、これは強制ではありません。そこで話し合うのはだいたい次の三つのことについてです。

(1)　まず気持ちの問題。どういう気持ちでがんという病と向き合い、そこを生きていくか。気持ちの持ちよう、こころのあり方を話し合い、その中から患者さんに何かをつかんでもらうのです。

(2)　次に食事。毎日の食について、何でもいいからあなたらしい考えを持とうと私は提案します。万人向きでなくてもいい、あなた独自の個性的な、あなたの理念が育っていくような食事。世間でいわれている玄米菜食とかゲルソン療法などの特別なものでなくてもいい。一人ひとりが違っていていい。むろん病院にいる間は、玄米菜食とか漢方のおかゆなどですが、そのほかに自分の食の流儀を作っていく、食に対する理念を確立してほしいと。

(3)　最後が、気功です。これを機会に、気功を覚えてほしい。功法の一つか二つは、ちゃんと覚えて帰れるようになってほしい。

気持ち（こころ）、食事、気功――これで、自然治癒力を高める三要素という土台ができ上がります。これを土台にして、戦略を考えていく。あなたは今、このような状態にある。そこで西洋医学で何ができるか。手術ができるか、放射線照射がいいか、抗がん剤がいいか――こうした吟味を重ねます。「抗がん剤はこりごりだから、やりたくない」という意見があれば、その療法はやめます。では、漢方薬はどうだろうか、鍼灸はどうするか、サプリメントはどうか、音楽療法は、びわの葉温灸は……こんなふうに具体的な方法論を、患者さんと一緒に考えていきます。

こうしたいろいろな方法論の中に、患者さんがこれからやっていく戦略の一角を占めるものとして、ホメオパシーが登場してきました。むろん治療は総合されたものですから、ホメオパシーが単独でどれほど効くか、これはなかなか計算できません。あれもこれもが合体して病に作用するのですから、どれがどれほど効いたのか、患者さんには結果的に分からなくてもいいのです。病がよくなればよしとする、それが大事なことです。

ホメオパシーを導入するようになったいきさつは、第一章の対談でも少しふれましたが、要は私が患者さんの前でしゃべってしまったからです。それならやってみてくれという患者さんの突き上げをくらい、ちょっと準備不足のままでスタートしてしまいました。むろん数値のアップダウンが激しい人、急変する可能性の高い人には適応できません。安定している人、小康を得た人を相手に、そろそろと始めました。そのうち、あっという間にホメオパシーはわがん治療の現場での人気者になってしまいました。無料ということもその一つでしょうが、それだけでは説明できません。やはりみなさん、それなりに手応えを感じてくれたのではないでしょうか。それも治るとか治らないという短絡的な尺度ではなく、ホメオパシーの持つ心身に対するやさしさ、QOL向上に対する働きのようなデリケートな部分に、みんなが共感を抱いたのではないかと思います。

2　おや、これはすごい力だ

〈ケース1〉　肝臓がん

そんな具合にして、うちの病院にもホメオパシーが入ってきたのですが、「ほう、ホメオパシーというのは力があるな」と感じたのは、ある肝臓がんの患者さん（五十代・男性）のケースでした。

その患者さんは大きな病院で、もうこれ以上何もできないと見放されてうちの病院に移ってきました。気功をやり、漢方薬を飲んだりしていましたが、少しずつ悪くなり、やがて肝臓の腫瘍が肥大してきました。腫瘍が肥大すると割れることがあり、割れた場合には大量の出血で死亡するということもあります。こうした場合には、外科的な治療法がありません。内科的になるべく出血が止まるような薬を使ったり、輸血をしたり、何とか鎮まってくれるのを待つばかりです。

この方の場合もなかなかうまくいきませんでした。肝臓の腫瘍が出血したとき、輸血や西洋医学的な対応をした上で、ホメオパシーを使ってみることにしました。そしてフォスフォラスという白燐から作られたレメディを処方したところ、思いがけなく早い時期に少し出血が止まり、つかの間、小康を得ました。

急場を脱した彼は、また漢方薬を飲み始めたりするようになったのですが、その後、また出血です。再度フォスフォラスを使いました。また止まった。一週間か一〇日おきに三回投与してみると、三回目でほぼ出血が止まりました。もう安静にしている必要はありません。歩き回れるようになり、気功の道場にもせっせと顔を見せるようになりました。大きなヤマ場を越えたのです。

私の経験からいうと、西洋医学の止血剤や漢方薬の止血剤でも、そんなにうまくいくものはありません。ホメオパシーというのは、もしかしたら力があるぞ、これはいいぞという印象が強く残りました。

〈ケース2〉 胃がん再発

二番目が、胃がん再発の患者さん（四十代・女性）の場合です。

彼女はいわゆるがん性腹膜炎でした。腹膜炎というのは、普通、炎症性です。虫垂炎による腹膜炎などのように細菌などで発症し、腹膜全体にがんが広がった状態をがん性腹膜炎といいます。彼女は入院してから、戦略会議にしたがっていろいろ努力していたのですが、とにかく腹水がたまってお腹が張ってくる。思うように動けない。それにもかかわらずニコニコしながら気功の道場に顔を見せていました。気功の動きはできなくても、みんなと一緒に道場の空気を吸って、気をもらっていたのです。

しかし、だんだんお腹が張ってきて、ついに腸閉塞になった。腸閉塞になるとガスが抜けないので、食べることができない。絶食して点滴を行い、胃にカテーテルを入れてガスや胃液を出し、減圧処置をして、自然にまた通るようになるのを待つばかりです。ところが処置がうまくいかなかった。二カ所で詰まっていたのです。

それまでも何カ所か通りの悪いところはあったのですが、二カ所で詰まるとどうなるかというと、上も下も閉塞したことで腸がどんどん膨らみ、その間は、孤立した空間になる。どこにもつながるところがない。腸液は出てくる。細菌は生きているからガスが発生する。逃げ場がないので腹部がパンパンに腫れてくる。このままいけば腸が破裂することもある。破裂したら、だいたいそれで死んでしまいます。

外科的に何か打つ手はないか。あることはある。開腹して、膨らんだ腸管に管を入れて減圧するのです。しかし、手術によって全身状態をより悪化させることは必至ですし、開腹の際の傷も小さくなく、次第に大きくなってくる。便は出てくる。まず悲惨なことになる。だから普通は手術は行わない。彼女はそういうギリギリの状態でした。

それで担当の若い先生に、「ちょっと危ない。破裂しそうだから、ご主人に一言言っておいたほうがいい。いやなことでも現実だから伝えなければいけない」と指示しました。ところがご主人にその旨を伝えると、「これだけ医学が進んでいるのに、破裂するのを黙って見るしかないのか」と、怒ったのです。若い担当医がやってきて、「手術というわけにもいかないし、先生、ホメオパシーじゃダメですか？」と言う。

そこでホメオパシーを調べてみると、極端に腸が膨れているときに使用するレメディにカルボ・ベグ（Carbo vegetabilis）というのがあった。その30ｃ（ｃ＝センテシマル・ポテンシー）を投与してみたところ、次の日にたまっていたガスが出たのです。ガスが出て、パンパンに張っていたお腹がスッとへこんだ。これには私も驚きました。

この方はがんが進行して、結局亡くなったのですが、腸が破裂するかどうかという状態から解放されて、いったんは外泊ということで自宅に帰れるまでになりました。ギリギリの状況でホメオパシーが画期的に効いたと実感した一例です。その後、こうしたケースは珍しくなくなるのですが、この患者さんの場合はまだホメオパシーがスタートしたばかりの頃だったので、とくに印象に残っています。

3 レメディの選び方一つで効き目が変わる

〈ケース3〉 乳がん

この人（五十代・女性）は乳腺に腫瘍があって、頸《くび》のリンパ腺も腫れていました。入院したり通院したりで二、三年が経ち、最後に入院してきたときには頸のリンパ腺だけでなく、縦隔のリンパ腺も腫れていました。縦隔とは両方の肺の間のところを指します。

乳がんにかぎらずお腹のがんの場合でも、縦隔のリンパ腺が腫れ、次いで頸のリンパ腺が腫れてきます。ここが腫れると、上大静脈という頭部につながる静脈が圧迫され、顔がだんだん膨らんでくる。これが上大静脈症候群と呼ばれる、がんが頸や縦隔のリンパ腺に転移した場合の一番いやな状態です。

ここまでくると、まず治らない。最近では緊急処置として放射線を照射するという手もありますが、それもオールマイティーではなく、一時的な対応でしかありません。私たちの病院には放射線の治療設備がないので、緊急放射線照射という手が打てず、他の西洋医学的な方法にもこれといった手が見当たらない。漢方もあまり効かない。それではホメオパシーをやってみようかと判断しました。

この人の場合、グラフィテス（Graphites）というレメディを選びました。グラフィテスというのは石墨由来で、顔が膨らんだり、むくんだりするときなどに使うものです。これが劇的に効きました。リンパ腺の腫れ、上大静脈症候群がみるみる取れて、退院までこぎつけました。その後、この方は何回か入退院を繰り返しているうちに亡くなったのですが、西洋医学では手の打ちようがない急場を、ホメオパシーでしのげたということに大きな意味がありました。

〈ケース4〉　乳がん——上大静脈症候群

上大静脈症候群では、もう一人の患者さん（四十代・女性）の例があります。

この方はすごい状態でした。講演で大阪に行った際に、鍼灸・整体のある治療師さんから診てくれと頼まれたので、患者さんの部屋で診たのですが、彼女は和服を着て、何かを腕で抱えています。最初、何を持っているのだろうと思ったのですが、乳がんが洗面器ほどに肥大して、腕で抱えなければならないほどに大きくなっていたのです。手をきちんと下ろせない。膿と出血で悪臭がひどい。着物を脱いでもらって診てみると、キノコ雲のように腫れ上がっています。

リンパ腺にも転移があり、これは治療のための手術の対象にはならない、手術してもすぐ再発すると判断しました。

しかし胸が重いだろうし、悪臭もすごい。これでは日常生活が大変だろうから、取るだけ取ったほうがいい。といっても完治するかどうかは分からない。そのようないきさつがあって、彼女は大阪から川越にやってきました。そして暮れの押し詰まった頃、手術をしてきれいに取りましたが、リンパ腺と肺に転移が認められました。このような場合、普通は乳腺の原発巣を手術しないのですが、あくまでもＱＯＬを高めるための手術です。

手術が終わって、彼女は一度大阪に帰ったのですが、すぐに局所再発、再入院してきました。抗がん剤を使わざるを得ず、抗がん剤を入れる前に主だった腫瘍はつまむようにして除去し、皮膚につながる血管に管を入れて、そこへ抗がん剤を注入しました。そこはそれでいったんおさまったものの、肺と頸のリンパ腺はそのままです。

彼女は西洋医学がきらいで、もうこれ以上何もやりたくないと言います。月に一回、大阪から新幹線でやってきて、太極拳と気功をやり、玄米菜食と漢方薬、サプリメントはキチンキトサンを飲む。彼女はその状態で、なんと一〇年もったのです。

しかし、一〇年経った頃から、だんだんと肺に転移したがんが大きくなりました。彼女は西洋医学はやりたくないと強く言い張るので、その間、整体の先生に診てもらったりしながら小康状態が続いていました。月に一回の来院が二カ月に一回になり、三カ月に一回になって、だんだん間が空くようになりました。安定している様子なので、こちらも一安心していました。

ところが久しぶりに来院した彼女を見て驚きました。上大静脈症候群のために顔が膨れ上がっているのです。即入院です。上大静脈症候群で頸を締めつけられているような状態ですから、肺の容量が非常に落ちていて、入院して間もなく意識が朦朧《もうろう》としてきました。点滴をし、酸素吸入をし、さてこの状態でこれ以上できることといえば、ホメオパシーしかない。抗がん剤は悪い状態のときにやると両刃の剣で、かえって悪くする場合がある。彼女は頑固な西洋医学ぎらいで、抗がん剤は死んでも使いたくないと主張している。さあ、どうするか。もうホメオパシーしか残っていないということで、前に紹介した乳がんの患者さんのときと同じグラフィテスを口の中へ含ませました。

いわば柳の下の二匹目のドジョウを狙ったのですが、これがあまり効きません。よく診ると彼女の腫れ方が、前回の患者さんとは違うのです。前回の場合は、同じように腫れていても、白っぽいむくみだった。しかし今回の彼女は赤みがかった腫れ方をしている。赤みがかった腫れ方というのは、ミツバチに刺された状態です。このような場合は、ミツバチから作られたアピス（Apis mellifica）というレメディがいい。そうだ、この人はアピスだなと判断して飲ませました。

するとしばらくして腫れが引いたようで、少しほっそりしてきた。それまでまったく何も飲めなかったのが、少しずつ飲めるようになった。しかしまだまだ苦しい。酸素吸入も続いている。ちょっとずつ飲めるようになったので漢方薬が出て、ホルモン剤が出た。ホルモン剤は西洋医学ですが、抗がん剤のような激しいものではないから妥協して飲んでもらいました。ところがまだ酸素吸入をやっている状態だったのですが、折悪しく私が上海に行かなければならなくなったのです。気にしながら二泊三日の急ぎ旅をこなし病院に帰ってみると、なんと彼女はものすごく元気になっているのです。

ホメオパシーが効いたか、漢方薬が効いたか、ホルモン剤が効いたか、誰にも分かりません。本人はニコニコして、「先生はホメオパシーが効いたと思っているんでしょう?」と私に言う。

「そうだよ、そう思っているよ」

「でも漢方の先生は漢方薬が効いたと思っていますよ。内科の先生はホルモン剤が効いたと思っている。先生方はそれぞれ自分の治療が効いたと思っているようだけれど、わたしはどれでもないと思っているの」

などと、私たちをからかう始末です。彼女は元の面長《おもなが》のいい顔に戻って退院していきました。彼女はその後もずっとホメオパシーを続けていましたが、一年を過ぎた頃、大喀血によって死亡しました。戦いには結局は敗れたのですが、やれるだけはやったという充足感が残りました。

4　がん患者の細かな訴えに応える

これら初期の経験を通して気がついたのは、劇的かどうかは別にして、なぜこれまでホメオパシーをがんの患者さんに使わなかったのだろうという口惜しさでした。それほど確かな手応えがあったのです。これはがんの患者さんへの大きな福音になる——そういう実感でした。この確証づけは、これからの私たちの課題でもあるのですが、それはいったんおくとして、もう一つ大きなことに気がつきました。

がんの患者さんは、ものすごく多彩な症状を示します。

頭が痛い、咳が出る、血痰が出る、吐き気がする、お腹が張る、お腹が痛い、便が出ない、足がむくんできた、口内炎ができた、喉が痛い——次から次へと、絶えず何かを訴えます。これががん患者さんの日常的な、ごく当たりまえの姿です。この訴えを西洋医学で対応するとすれば大変です。一つの症状に一個ずつ薬を処方しなければならない。患者さんの薬の量が増え、それだけで参ってしまいます。

ところがホメオパシーなら一個のレメディですんでしまう。これがすごい福音でした。

こんなに多くの症状に対して、私たちは今まで何をしていたのだろう。きちんと手を打っていたのか。大丈夫だよ、気にしなくていいよと、ただ放置していたのか。深刻な反省が生まれ、その対処の方策ができたことに自信も生まれました。

ホメオパシーを使用すれば、たとえば頭が痛い、口内炎ができた、咳と痰が出る、胃が痛い、下痢をしている、足がむくむなどの症状に対して、アーセニカム一粒でほぼ対応できるのです。

ここ五年ほどのホメオパシーの導入体験は、素晴らしい実績を示しています。ですからうちの病院では、以前よりホメオパシーを服用する人がずっと多くなりました。普通の病気であれば、よくなれば治療はそこで終わりとなりますが、がんの場合、根底からよくなるということはめったにありません。ずっと続けていくしかない。ですから五年間ずっと飲み続けている人がいます。そういう人が非常に多いのです。がんの患者さんにとってホメオパシーは、いわば不可欠の戦略として定着しつつある。このことが一つ。

もう一つは、がんの患者さんは不安だらけです。この先どうなるのか、将来への不安がいつもつきまとっています。さらに怒りがある。なぜがんになったのかという自分への怒り、あるいは前の病院のドクターに対する怒り、処方や診断への怒り。さらに悲しみ。子どものことや家族のことをあれこれを想う悲しみ。こうした精神状態にあると、免疫力がのびのびと働きません。こうしたものを和らげる方法は、西洋医学では精神安定剤だけです。心療内科の先生によるカウンセリングなども有用ですが、やはりきちんとした手段がないというのが実情です。

漢方薬でも、そういう人間の感情に対して働きかけるものは、それほど多くはありません。

ところがホメオパシーにはたくさんあるということが分かってきました。レメディを一粒飲むだけで精神面での落ち込みが少なくなり、患者さんのＱＯＬが上がる。これが大助かりなのです。ホメオパシーは人間の感情に働く。がんの患者さんはとくに普通の病気以上に感情的なトラブルやストレスを抱えています。そこに働きかけて効果が上がるとすれば、これは大いなる援助です。

たとえばスタフィサグリアというレメディ。これはヒエンソウという植物から作られたもので、抑圧された怒りに効果があります。患者さんは怒りを表立って言えない場合が多い。本当は言いたいのですが、医者や処方に文句が言えない。ときには医者がとんでもない判断や処方をするという場合もあるでしょう。怒りを内向させているような人には、これが一番です。

悲しみにはコースティカムという消石灰と重硫酸カリウムの混合物のレメディ、あるいはセントイグナティウスビーンという樹木の種子から作られたイグナティア、それからフォスフォリック・アシッド（Phosphoricum acidum）、これはリン酸から作られたものです。

不安を取るのはアーセニカムや炭酸カルシウム（カキの殻の真珠層）から作られたカル・カーボ（Calcarea carbonica）。

自殺したくなるような抑うつ、これにはオーラム（Aurum metallicum）。これは金から作られている。

自分は死ぬのではないかという恐怖。この場合はたとえばアコナイトというトリカブト由来のレメディ。カルシノジン（Carcinoginum）。これはがん細胞から作ったレメディです。プルサティラもそうした感情に作用するレメディです。

ネガティブな感情は間違いなく免疫機能を低下させます。ネガティブな感情をできるだけ払拭《ふっしょく》し、ニュートラルなレベルまで上げることはがん治療の現場では大事なことで、私たちはいつもそのことに腐心している。気功もいい、心理療法もいいのですが、これにホメオパシーが加わって、この領域がいちだんと充実してきたように思っています。

さらにニュートラルからポジティブへと移行させることができれば最高です。希望や生きがいを心に抱きながら、ときどき心のときめきを覚えることがどれだけ免疫機能をアップさせるか、その力には計り知れないものがあります。

いつの日かがんが克服される日が来るとすれば、それは心の問題が数量化され、心の治療法が客観性と再現性を備えたときだと確信しています。そして、ホメオパシーの存在がこのことに寄与するところ大だと考えています。

5　がんとホメオパシーの典型的なケース

〈ケース5〉　子宮がん

もう一つ、がんとホメオパシーの典型的なケースを紹介しておきます。

この人（五十代・女性）は六年前に自分の住んでいる地域のがんセンターで子宮がんの手術を受けましたが、その後一年半ぐらいで肺に転移、さらに腹部のリンパ腺が腫れて、この段階で県立がんセンターで抗がん剤の投与を受けます。ところが去年の八月に腹痛が起きて、がん性腹膜炎と診断されました。お腹が張って痛い、食べられない、便が出ない。がん性腹膜炎だから抗がん剤しかないというので、抗がん剤の投与を繰り返しました。腹痛は一時的に改善するが、消失しない、いつも痛い。

このままでは希望がないからと、うちの病院に来たのは昨年の二月でした。診断してみると、腫瘍マーカーは高い。前の病院で痛み止めを飲んでいたせいで、ほとんど食べられない、食べてもすぐ吐く。そこで最初にアーセニカムを処方し、その後、抗がん剤によるだるさ、吐き気を消すためにセピアを投与しました。しかし、あまり改善がみられない。とにかく食べられないのだから、これは入院して、点滴をしっかりして、腸閉塞の状態を治さないといけないというのが、私たちの判断でした。

しばらくすると、お腹が張って腸閉塞の状態がだんだん目立ってきたので、カルボ・ベグという木炭由来のレメディを出したが、それでもよくならない。

そうこうしていると受け持ちの外科医が、「先生、あの人は、がん性腹膜炎じゃないような気がする」と言い出した。調べてみると横行結腸にがんがある。それもかなり大きいのが見つかった。あの腹の痛みと腸閉塞の原因は、これだった。これをとにかく手術で取ってしまわなければと四月に手術。大腸を半分取って、リンパ腺を郭清《かくせい》した。手術後の翌日から使ったのがスタフィサグリア。これは手術後のいろいろな痛みなどを改善するのにいい。その後、味覚障害が強いというのでアーセニカム。少しよくなって元気が出ると、今度は前のがんセンターの悪口を言い出した。ひどい目にあった、早くこの病院のように診断してくれれば、あんなに抗がん剤を使わなくてすんだのにと怒っている。そこでまたスタフィサグリア。

経過からいえば、がん細胞が身体から全部消えたわけではないのですが、ずいぶん安定してきて、味覚障害も落ち着き、ご飯も食べられるようになった。病院の中を散歩はできるし、気功の道場にも来るようになった。そこでハイドラスティス（Hydrastis canadesis）というレメディを出した。原材料はキンポウゲ科の多年草で、ハーブの一種です。これは消化管のがんによく使うものです。その後、カルシノジン。これはがん一般に使います。どんどん歩けるようになったのですが、長い間の闘病ですから、ときどきふらっとする。そういうときにはゲルセミウム（Gelsemium sempervirens）。黄花のジャスミンから作られたレメディです。しばらくすると、今度は眠れない。またアーセニカム。さて、今度は膝が痛い。そこでロードデンドロン（Rhododendron chrysanthum）。これはツツジ科の常緑小灌木に由来するものですが、あまり効かなかった。ルス・トクスを出してみると、膝の痛みが治った。次に眼がかすむという。これにはカル・カーボ。眼のかすみが少しよくなったので、またカルシノジン——こうして一つずつレメディを替えていくのです。彼女は、眼のかすみが消えた九月頃退院したのですが、現在も外来として通院しています。

6　こまめに病状を診る習慣

この人が教えてくれた教訓は、先入観にとらわれていてはいけないということでした。がんだから仕方がないという考えではダメなのです。この人はもう一つがんが合併していたのですから、それを早く見つけてやればよかった。子宮がんでがん性腹膜炎だから、こまごました訴えはそれとは関係のない些細《ささい》なこと、とみんなが思ってしまった。それが失敗でした。それでも大腸がんが見つかったとき、すぐ手術をできるというのがいいのです。うちの病院の場合、代替療法だけではなく、西洋医学的な治療がタイミングよくできます。だからこれがよかったわけです。

そして何よりも大きな教訓は、そういう微妙な訴えに対して、患者さんの言うことをきちんと聞く、その構えができたことです。ホメオパシーには、微妙な訴えに対して適応できるレメディがしっかりありました。西洋医学ではそうはいきません。そんな小さな訴えは、気にしないでやり過ごしてしまう。湿布でもしてみようか、痛み止めを出してみようかと、安易な対応に流れてしまう。全体としてその症状をとらえながらも、こまごまと派生する訴えにどう対応するか、そこが重要になってきます。

この場合は若い外科医が「がん性腹膜炎じゃないのでは？」と疑問を呈したのがポイントでした。ある患者さんの病状に関して、本来の診断のほかに、たとえば横行結腸を診てみろというもう一つの声が出る。それがチームワークです。いろいろな先入観、偏見にとらわれない見方をするために、チーム医療というのはやはり有効です。誰か違う見方をする人が出てくるというのが大事なことです。たとえ若い医者であっても、医学は日進月歩していますから、若い人のほうが得意な分野も多い。だから医者側がよく話し合ってコミュニケートしなければならない。こうしたことも大いなる教訓でした。

ホメオパシーの観点からいえば、病状をこまめに診るという習性が生まれたことです。ホメオパシーを経て、そういう機運が生じてきたのです。こまめに診て、いろいろな症状、細かい症状、気持ちの問題も含めた対応するレメディを選んでいく。しかもホメオパシーにはそれに対応するレメディというのが必ずあります。逆に言えばそういうレメディを扱っていることから、こまめに診る習慣ができたのです。どんな症状でも取り上げて、無視しないようになる。ホメオパシーで、患者さんに対するきめ細かな対応が出てきた――それはすごいことでした。

あなたはこれこれのがんです、と診断が決まるとします。いったん基本線が決まると、こまごましたQOLの部分が無視されがちです。とくにがんセンターのようなところでは、うちはがん専門の病院だから、腰が痛いとかめまいがするというのは、よそへ行ってくれ、と堂々と言います。うちは日本のがん研究をリードする病院だから、あなたもそういうマテリアル（素材）でしかないと公言します。

これはもう医療ではありません。ひどい状態です。だから私のところへ来て、あんなものは医療ではないと声を震わせて怒る患者さんがいます。足が痛い、めまいがする、髪の毛が抜けた、吐き気がする――これらの症状はがんという本流からいえば別次元のことなのです。

しかし、そこから解決しないと、がん治療の世界はよくならない。みんなが一緒になって患者さんを治す。機械の修理ではない。治す、癒すという本来的な部分、これを取り入れていかないと前に進まないのです。たとえば毎日、患者さんのお腹に触る。そうすることで横行結腸

ホメオパシーは大きな力として登場してきた。

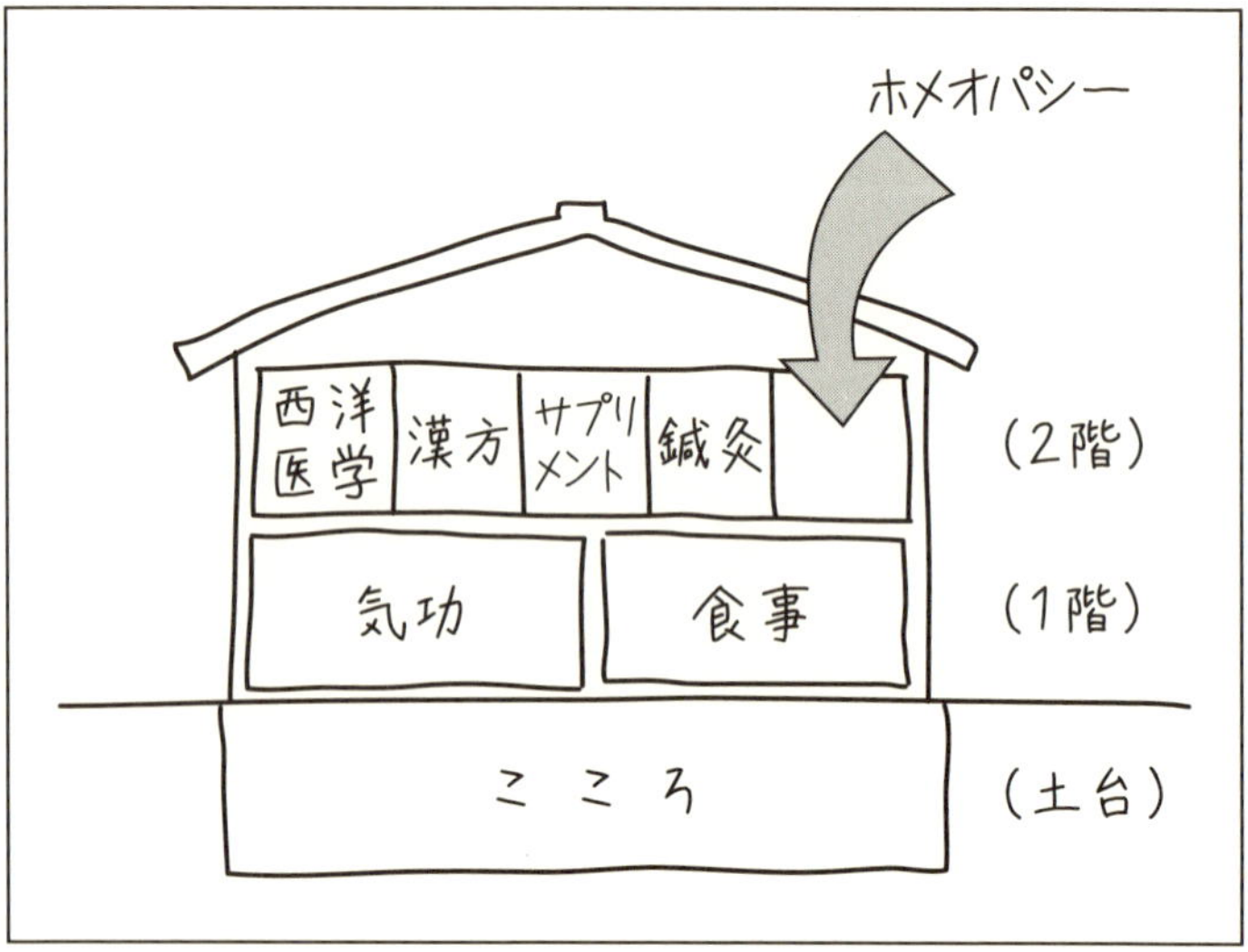

に狭窄があるとか、これはがん性腹膜炎の所見にしては変だとか、そういうちょっとした変化に気がつく。それが医療の原点であるはずだと再確認したのです。

7 がんに対する直接効果

ホメオパシーを経験して、うちの現場の力は格段に違ってきました。がん治療の戦略からいうと、ホメオパシーが入って、対応が非常に充実してきたようです。家の構造にたとえていえば、まず土台に「こころ」があって、気功と食事が一階にある。二階には西洋医学、漢方薬、鍼灸、サプリメントがある。これまではそういう構造でした。ホメオパシーが入ることで、二階の一角にとても重要なひと部屋ができたと感じています。これが入ったおかげで、全体が締まりました。

ではホメオパシーでがんが治るのだろうか。

そういうことも実際にあったのです。

〈ケース6〉乳がん

四十代の女性です。

一昨年の四月に乳がんの手術をして、抗がん剤を投与、日常の生活に戻っていたのですが、昨年の一月に脳転移と頸のリンパ腺に転移がきた。脳転移に対しては、ガンマーナイフという放射線のピンポイント照射――あたかもその部分をナイフで切り取るような治療――を行ってちょっと抑えられた。さらに抗がん剤の投与をやろうといわれたが、この人はもういやだと言って、別の免疫療法を選びました。刺絡《しらく》という、爪の際《きわ》を楊枝などで刺激する方法です。そういう状況で、五月にうちの病院に初めて来院しました。

そこでまずサプリメントのアラビノキシランを飲んでもらいました。免疫力を上げようというわけです。さらにホメオパシーもやってみたいと言うので、いろいろ診断し、アーセニカムを出した。これを飲んだら、急に活力が出てきたと本人が言います。ところがリンパ腺は以前のまま腫れていて、やがて痛くなってきた。そこでフィトラッカ（Phytollaca decandra）という乳腺炎やリンパ腺の炎症によく使うアメリカヤマゴボウから作られたレメディを服用してもらいました。これで痛みが取れてきた。痛みは取れたが、今度はリンパ腺がだんだん大きくなってきた。そこでコニウム（Conium maculatum）を出しました。原材料は毒ニンジン。ソクラテスが毒杯を仰いで死を受入れたといわれる毒ニンジンです。

以下、臨床経過をみると――

八月二十九日にコニウム２００c。

九月二十九日になると、しこりが小さくなってきた。この間、サプリメントのアラビノキシランを飲む以外、ほかは何もやっていません。

十月二十日、腫瘍マーカーが下降し、小さくなった。その間、コニウムの２００cを続けた。気力が出てきた。

十一月十日、しこりはかなり小さくなり、さらに気力が出てきた。コニウムが効いたとしか思えないのです。

彼女は今も通院を続けているので、その後の経過は今後詳しく分かるでしょうが、腫瘍が見事に小さくなった例です。

一連のホメオパシー以外、アラビノキシランを飲んでいるだけです。アラビノキシランは健康食品で、免疫力、NK活性を高めるので、これが効いたことも考えられますが、飲み始めたのが五月からです。しかし効き出したのが九月。コニウムを使い始めてから明白な反応があったので、これが効いたとしかいいようがない。こういうことが実際に起きたのです。

ですからがんの治療においてホメオパシーは、
●多彩な症状に対して対応できる
●感情的な、あるいは精神的なトラブルに対して対応できる
●最後に、これも一つの体系医学だから、がんそのものに対しても可能性がある

そんなことが分かってきました。

ですから諦めず、この三つの要素を中心にしてやっていけばいい。

といって、しゃにむにホメオパシーだけでがんに立ち向かおうというのではなく、あらゆる戦術を行使しながら、同時にホメオパシーを有力な戦略の一つとして据えていく。つまり大きなパワーがそこに加わったと考えられるのです。

ホメオパシーを導入して、いま五年半になります。これによって、うちの病院の戦略は非常にしっかりしてきたという実感があるのです。

8　ナラティブ三年、エビ八年

ホメオパシーは非常にいい医学ですが、まだエビデンスがしっかり揃っているわけではありません。私のがん治療の経験からいえば、ホメオパシーだけがダントツに進歩するということはない。そういうときは漢方も進歩するし、サプリメントも進歩する。そういうことでいずれ統合医学として、その中にホメオパシーも吸収されていくのではないかと考えています。だから漢方も――私が生きているうちではなく何百年かすれば――充実しながら統合医学の中に吸収されていくことになるでしょう。ホメオパシーはいま脚光を浴びていろいろやっていますが、これにだって限界はある。いいところを伸ばしながら、やはり統合医学の中に吸収されていくのです。個々の入り口は、いずれは消える運命にあるのです。

欧米では難病に対してホメオパシーをとても熱心にやっています。ただホメオパシーを一生懸命にやり出すと、どうしてもその世界にのめり込む習性があるようにみえます。好事家《こうずか》の世界というか、あたかもそれしかないような、口を開けばその世界オンリーになってしまう。好事家でいくのも、それは趣味としてはいいのですが、それではすぐに限界がくる。

それではいけない。その核心を広げ、西洋医学や中国医学と一緒に、もっと大きなものに統合されなければならない。日本の医療、世界の医療という観点でいえば、いまある現存の医学のそれぞれいいものを一緒にして、ただの足し算ではなく、いいところといいところをからめ、新しい体系を作っていくという方向にいかなければならないのですが、残念ながら今のところそういう機運はあまりありません。

そのためにはたとえば、うちの病院が経験したホメオパシーデータをすべて開示しなければならない。私蔵するわけにはいかない。どういう症状にどう対応したか、それがどのようなプロセスを経てどうなったか、少しよくなったのか、劇的によくなったのか、注意点はどこなのか――こういうデータを最前線で苦労している医師たちに伝えなければならない。私たちの経験をどんどん書かなければならない。頭の硬いがんセンターや大学病院は、そんなエビデンスのない方法は信用できない、それはプラシーボ効果にすぎないなどと言うかもしれない。しかし、何を言うのですかと私は声を大きくして言いたいのです。私たちはエビデンスだけで生きているわけではありません。ましてやプラシーボ効果は医療の基本なのだと。

エビデンスに対してナラティブという言葉があります。

ナラティブ（narrative）というのは、患者さんが物語る、語ることを大事に受け止めるという立場です。患者さんが自分の来し方行く末を物語る。物語るのは単にストーリーではなく、そのとき患者さんのいのちのエネルギーが一緒に発露されます。いのちのレベルがその語りに反映して、表現されるのです。当然、こころの持ちようなども含まれます。物語というのは、その人の全体像を表しているので、非常にホリスティックです。

だからホメオパシーの医者は、患者さんの物語を徹底的に聞く。逆らわずに、一時間でも二時間でもじっと耳を傾ける。そうしてその人の全体像をつかみ取る。同時に、そうしながら他の医学にも眼を向け、もっと大きな視点を作っていく。

ナラティブは大事ですが、エビデンスも欠かせない。両者を統合していかなければならない。富山医科薬科大学の和漢薬の心療内科の先生が、『「健康によい」とはどういうことか』(ナラエビ医学講座　斎藤 清二著　晶文社)という本を出しました。そこでナラティブとエビデンスを統合しようじゃないかと最後に言っています。これは、まさにわが意を得たりでした。

面白いのはその中で、「ナラティブ三年、エビ八年」と言っていることです。その意味は、医療というのはナラティブは大事だが、エビデンスを八年やった人は、ナラティブは三年で成就できる。だから、やはりこれは両方を統合していかなければいけない。エビデンスに偏りすぎてもいけない、ナラティブに偏りすぎてもいけない――そう言っているのです。そのとおりだと思います。だから、初めて私と同じようなことを言う医者が出てきたなと思ってうれしかったのです。いい本を読ませてもらいました。

そう受け止めれば、わずかずつですが仲間が増えてきたように思えます。これまでの孤軍から いえば、明らかに援軍が増えてきたと感じられます。私が恵まれていたのは、患者さんが多いということでした。新しい戦術、戦略に対して、すぐ手を挙げて、「よし、やってみよう」という患者さんが私の周りに多いということでした。ホメオパシーの数だけでも、すごい人数になります（数だけを競うわけにはいきませんが）。

つい先日も、私の漢方薬の先生筋に当たる秩父の先生が、急遽《きゆうきょ》ホメオパシーを使ってみたいと言ってきました。がんの患者さんが多いと、漢方薬だけでは大変なのでしょう。カルシノジンというがん細胞から作ったレメディがどこで手に入るだろうかというお問合わせです。先生、いいですよ、差し上げますとご返事しました。

ホリスティック医学に少し傾きつつある医者仲間がちょっと増えてきたような気もします。一〇〇パーセント西洋医学から、少しこちらに顔を向け出した。しかしなかなか実績が上げられないでいる。いわんやホメオパシーはまだまだです。患者さんとの信頼関係がないと、こういうものは、なかなか取り入れられない。診察室で、いま腫瘍マーカーが上がってきた、こういう症状が出た、口の中が乾くとか、おりものが急に増えたとか言います。それで「ホメオパシーという手があるんだけど、どう?」などと言い、あらためてそこできちんと説明する。「あ、それ、やります」という返事が多い。だから、まだちょっぴりですが、手応えを実感しているのです。

ホメオパシーは医者がやらなければだめだ、という立場があります。

これはこれで確かなことですが、医者がやらなければならない一番大きな理由は、一つの世界に閉じこもらないということです。いろいろなものの力を合わせて病に対処する。西洋医学も漢方も熟知しながら、新たな戦略をもって病に対処する。そこが大事なポイントです。

いまこの国で、ちょっと風邪気味という場合、葛根湯を自分で判断して飲む——これはしごく当然な行為です。そういう意味でいえば、ホメオパシーは素人《しろうと》の人がやってもいいのです。自分の家の子どもに、ちょっとした膝の痛みに、風邪をひいたときに、頭が痛いときに、自分の判断でホメオパシーを服用する。こうした対応がファーストエイド（応急手当）ですが、しかしもっと大きな病気のときには、やはりそうはいかなくなる。この違いを峻別しなければなりません。それらの懸念を含め、いまホメオパシーは大きな力として登場してきました。本当の力を試されるのは、これからです。

［第四章］

ホメオパシーの最前線

1　ホメオパシーの治療プロセス

激しい胃痛を訴える

三十代半ばのその女性が来院したのは一昨年の十二月十八日でした。

三カ月ほど前、胃に痛みを感じて市販薬を服用したが効果がなかったので、ある大学病院を受診、胃カメラ検査によって逆流性食道炎と診断され、数種類の内服薬の投与を受けていました。しかし薬が効いたのは最初の三日から一週間ぐらいの間で、効果が長続きしない。内服薬を替えても効果がなく、夜中に心窩《しんか》部から上腹部にかけて激しい痛みが起こる。二週間ほど前、ついに救急車で運ばれ、ブスコバン（鎮痙薬）の筋肉注射や点滴を受けたが痛みがおさまらず、モルヒネの投与を受けてそのまま入院ということになったそうです。

入院中に受けた検査ではとくに異常は認められず、ストレスによる胃酸過多（胃粘膜障害）が考えられると説明された。退院後、鎮痛薬、抗不安薬や抗うつ薬も含め八種類の投薬を受けているが、症状はまったく改善されない。毎晩、痛みのために眠れず、とくに夜中の一時ぐらいになると、のたうちまわるぐらいの痛みが襲ってくる。その時間になると非常に不安になる。最近では満足に食事もとれない。薬を飲むとすべて嘔吐し、薬も飲めない。それまで勧めていた会社も辞めてしまった……。

　初診時の話はこのような内容で、これまで大きな病気をしたことはなく、体質的にはとても冷え性とのこと。家族も母親が高血圧気味というぐらいで、目立った病歴はありません。ただ彼女は非常に几帳面な性格で、来院に際して、それまで受けた内服薬や治療の細かい記録を持参しています。来院の動機は、非常に心配したご主人がホメオパシーを探してこられたからです。

　問診の後、わたしはアーセニカム30cというレメディを選び、一日一粒、三日間の処方としました。このレメディは急性胃炎の症状に対して、胃に焼けつくような痛みがあり、不安で落ち着きがない、とても冷え性、真夜中から午前二時頃にかけて症状が強くなるといったときに効果を発揮するもので、原材料は亜砒酸です。

　その後の経過を、彼女はこう話しています。

　来院した十八日の夜八時三十分頃、最初の一粒を服用。十時頃に一度胃が痛み出したが、間もなくおさまった。その後、症状が出なかったのでレメディを飲まずにいたが、十二月二十七日に少し痛みを感じたので二粒目を服用。飲んだ後からまったく痛みがなくなった。年が明けた一月十三日、十四日と少し気持ちの悪い状態が続き、食事ができなくなったので、十五日に最後の一粒を服用。その後はまったく症状が出ることもなく、体調も気分もよい。一月から新しい職場で働くようになった。痛くなったら飲むようにと言われて再度処方されたレメディも、その後は飲んでいない。

二月十八日に来院したとき、彼女は「すごく調子がよく、胃がまったく痛くない。あんなに痛かったのに本当にウソみたいです」と、元の普通の生活へ戻れた喜びを語っています。初診からちょうど二カ月、わたしは治療を終了としました。

全頭脱毛症のケース

治療例をもう一つ紹介しておきましょう。

彼女は二十歳になったばかりの大学生でした。生後数カ月でアトピー性皮膚炎の症状が表れ、小学生のときには喘息で入院の既往があります。中学に入学しアトピー性皮膚炎が改善しましたが、脱毛が始まり、全頭脱毛症となりました。初診時には顔面の紅斑症状もあり、眉毛もほとんど抜け落ちています。十四歳頃からカツラを着用し、外出すると人の視線が気になって耐えられず、家に閉じこもりがちになってしまったといいます。これまで漢方薬、PUVA療法(紫外線照射療法)、減感作療法、ステロイド内服、種々の心理療法などを受けてきたが効果がなかった。

彼女は背が高いわりにやせていて、話し方はゆっくりと丁寧、感情をあまり表面に出さないようにしていると思われました。問診からわたしが理解した彼女の症状の全体像は、だいたい次のように要約できます。

十三歳から発症し、ずっとカツラを着用しており、外出時にはそのことで抑うつ的になることがある。非常にゆっくり話し、礼儀正しい。几帳面で、時間は必ず守る。感情を表出しない。しかしつねに何か急いでいる。意見の食い違いからしばしば母親や姉と口論になる。とても猜《さい》疑心《ぎしん》が強い。返事は遅いが、内心ではとても急いでいる。音に敏感。他人から触られることに敏感。髪の毛がなくなることへの強い恐れがある。夜中、とくに午前二時から三時の間に時折悪夢にうなされて飛び起きたりする。秋に症状が悪化する。日光浴はきらい。暑さ寒さには耐えられない。また血液検査ではアレルギーの指標となる血液中総 IgE 値が一万と非常に高く（正常値は 170IU/mL 以下）スギ花粉、ダニ、ハウスダストに、クラス6という強いアレルギー反応がある。そのほか腹痛を伴う下痢、月経困難症などの症状もみられる。

こうしたことからレパートリゼーション（患者の症状に適したレメディを選ぶ分析作業）を行い、わたしは三つのレメディを考え、精神的な特徴から最終的に選択したのはマーキュリアス（Mercurius solbilis）でした。これは水銀由来のレメディで、かつて水銀は体温計に使われていたように、体温の変化に敏感で、暑さと寒さに極端に耐えられないという体質に適用します。マーキュリアスを必要とする人は猜疑心が強く、内向的で、内面とても急いでいる人です。

以後の臨床経過は次のようなものでした。

初診時、マーキュリアス30ｃを一日一粒、三日間の処方。

治療から約二週間後、顔面の紅斑が徐々に後退してきたので、それまで使用していた漢方は中止する。

治療から約三カ月、顔面の紅斑は完全になくなったが、指の疾患は残る。ステロイドの外用は減り、抗ヒスタミン薬の内服は必要なくなる。脱毛の症状は変化なし。マーキュリアスのポテンシーを２００ｃに上げ、二週間に一回一粒とする。

治療から約五カ月、頭部の発毛が始まる。眉毛にも発毛が認められる。マーキュリアスのポテンシーを１Ｍにあげ、一カ月に一回の処方とした。

治療から約八カ月、眉毛は完全に回復。ホメオパシーを受ける前に比べて皮膚の症状は五〇パーセント回復と自己評価。人間関係も改善され非常に満足していると語る。前回処方と同じ。

治療から約九カ月、激しかった生理痛がまったくなくなった。アトピー性皮膚炎の症状は消失した。レメディ以外の薬は一切服用していない。

治療から約一一カ月、頭部の脱毛斑が明らかに縮小。

治療から約一四カ月、頭部の脱毛斑が消失し、毎日着用していたカツラをやめ、小さいカツラを着けて外出できるようになる。

治療から約一五カ月、八〇パーセント以上回復したと自己評価。

治療から約一七カ月、完全治癒。治療終了。彼女は「精神的にも身体的にも、衛生的にも非常によくなりました。カツラを着けないでいられるのがとても幸せです。本当に心配で、ひどく落ち込んだりしていましたが、今は何の問題もありません。毎日が気分よく、快適で、人生が変わりました」と心からうれしそうに語っていました。

この女性の場合、全頭脱毛の回復まで約一七カ月を要したことになります。

前述の激しい胃痛を訴える患者さんが二カ月で治ったのに比べてずいぶん時間がかかりましたが、これは前者が急性の経過であったのに対し、後者は十三歳から七年間という慢性的な病気であったことの違いから生じた結果と考えられます。ホメオパシーは急性の病気に対しては症状を的確に把握し、局所的な処方を行うことで即効性を発揮します。急性の病気は発症も早く回復も速やかに起こります。慢性の病気については、長い年月その病気を患っているので、病態の深さにもよるのですが、心身のさまざまなところで平衡・調和を欠いているため、人間がもともと持っている自然治癒力が働き、病気の人自身が回復するには、それだけ長い時間を必要とすることになると考えられるからです。

2　患者さんの訴えを徹底して聞く

最初に二つの治療例を紹介したのは、ホメオパシーの治療プロセスがどんなふうに行われるかということを、通常の西洋医学の治療プロセスとの違いを含めて、とりあえず理解してほしかったからです。

もちろんホメオパシーにおいても、従来の治療と同様に病状を訴える患者さんを診察し、必要に応じて検査をして診断します。それがどのような病気であるのか、どのような経過をとるのかを判断します。その際、もっとも重要なことは、患者さんの訴えに対して共感を持って耳を傾け、身体的症状だけでなく、心理的・社会的な面を含めて、その人を包括的に理解することです。そして、そうした理解を踏まえながら、いま患者さんが置かれている身体的・精神的状況の中で、どの症状に対して治療を行うべきかを考え、それにもっとも適したレメディを選んで処方するというプロセスを踏んでいくのです。

「疾患」（Disease）と「病」（Illness）はよく対比される言葉ですが、一般的に「疾患」は局所的な病態に対して使われ、「病」はその人の個人的な意味や経験を含めた上で用いられています。西洋医学を中心とする現代医療は、いわゆるＥＢＭ（エビデンス・ベイスト・メディスン根拠に基づく医療）を大前提として行われてきました。ある疾患に対してある薬が効果があるというとき、それは科学的根拠によって証明されなければならず、根拠のない、あるいは根拠の不確かな治療法については、排除ないし無視してきました。

その結果、熱が出れば解熱薬を、痛みがあれば鎮痛薬を、細菌感染症には抗生物質をというふうに、症状を取り除く、症状を抑え込むということを目的としたさまざまな対症療法を発展させてきました。医者はその人の「病」を診るのではなく「疾患」を診ることが治療だと考えてきたのです。

こうしたEBM中心の西洋医学に対して、近年、新しい動きとして起こってきたのがNBMという考え方です。NBM（ナラティブ・ベイスト・メディスン）とは、物語と対話に基づいた医療で、患者中心の医療です。

治療者は患者さん個人の物語に耳を傾け、対話を通じてその人の「病」を全人的、包括的に理解し、共有の場をつくりながら治療にあたる。つまり「疾患」だけではなく、「病」を持つ人の全体に働きかけて「病気の人」そのものを治療していくという考え方です。

そしてその最先端にある治療法がホメオパシーなのです。

3　ホメオパシーの由来

ホメオパシー（Homeopathy）という言葉はギリシャ語に由来し、「類似の・苦しむこと」という意味で、二〇〇年ほど前にドイツ人医師のサミュエル・ハーネマン（一七五五〜一八四三）が体系づけた医療です。

ハーネマンは、当時医学のバイブルとされていたウィリアム・カレンの『マテリア・メディカ（医薬全書）』を英語からドイツ語に翻訳しているときに、「マラリアに対してキナ皮の持つ苦味収斂《しゅうれん》作用が有効である」という記述に出会い、なぜキナ皮という特別な物質がマラリア熱に有効なのかと疑問を持って、自分でキナ皮を服用してみます。そうするとまず手足の先に冷えが起こり、眠くなる、動悸がする、身震い、四肢の虚脱、頭痛、頬部の発赤《はっせき》、喉の渇きなど、マラリア熱と同じような症状を次々と発現したのです。マラリア熱特有の悪寒はなかったようですが、こうした症状が二、三時間続いたあげく、やがて消失するという経験をしたのです。

このことからハーネマンは、病気を治療する薬は、それを健康な人に投与した場合、その病気と同じような症状を引き起こし、それから治癒が起こるのではないかと考えました。そこで彼はほかの治療薬についても同様のことが起こるかどうか、実験してみるのです。これを

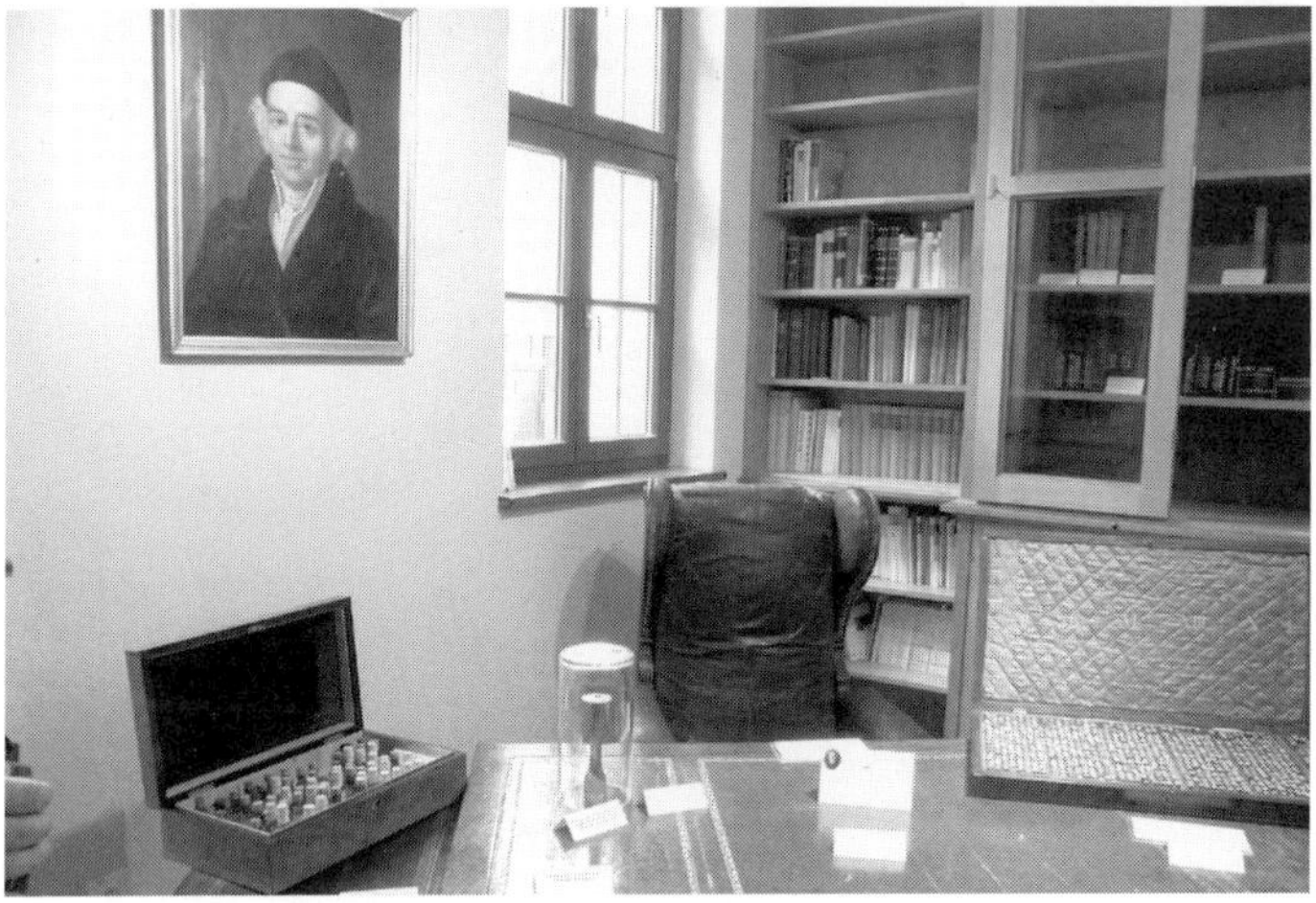
ドイツ、ケーテンにあるハーネマン記念館の診療室。当時のままに保存されている。

プルービング（薬の効用を確定するプロセス、試験、検査）といいます。その実験台として自分自身はもちろん、家族や友人が動員されたといいます。その結果、彼は「類似のものによって類似のものを治す」という原則、すなわち「健康な人に投与するとある症状を引き起こす物質は、その症状を発現する病気を治療することができる」ということを見出したのです。

しかし、キナ皮を服用したときの経験から、彼は作用の強い物質をそのまま服用するのは危険だと考えました。この章の冒頭で紹介した二つの治療例で、わたしが使用したレメディ、アーセニカムの原材料は亜砒酸、マーキュリアスは水銀由来です。こうした毒性の強い物質をそのまま服用したら、中毒を起こし生命に関わる事態を引き起こします。そこでハーネマンは、物質をどのぐらい希釈すれば危険がなく、なおかつ治療効果を期待できるかという臨床実験に取りかかります。これがホメオパシーにおける「最小限度の効果的な投与で治療する」という二つ目の原則になるのですが、ハーネマンは途方もなく希釈しても薬効は消えることなく、かえって効力（ポテンシー）が増すということを発見したのでした。

先の治療例では注釈なしに記述しましたが、レメディには6ｃとか30ｃといった尺度があります。これはレメディのポテンシーを表示していて、たとえば30ｃというのは、原材料の抽出物である母液1の割合に対して99のアルコール水溶液で希釈することを三〇回繰り返したという意味です。ｃ（センテシマル）は一〇〇倍希釈を示す単位で、一〇倍希釈はＤ（デシマル）またはｘという単位で示し、1000ｃを1Ｍとします。では30ｃとはどのぐらいの薄さかというと、一〇〇倍希釈を三〇回繰り返すわけですから、一〇の六〇乗倍の希釈となります。ハーネマン自身は主に30ｃを用いていました。現在のレメディには一〇の一〇〇万乗倍まで希釈したものもあります。

こうした途方もない希釈と同時に、ハーネマンは天才的なひらめきで、ホメオパシーの薬が作用する上でもっとも重要なことを発見しています。それは希釈した溶液を激しく振ることによって、薬効が高くなるということです。希釈するたびに一〇〇回から二〇〇回、激しく震盪《しんとう》する。そうするとレメディのポテンシーが高くなるのです。希釈だけでなく、震盪することによって、レメディは効力を持つようになるのです。そしてこのプロセスをポテンティゼーション（活性化）と呼び、この活性化されたレメディはエネルギー的に身体に働くのではないか、つまりエネルギー医学といわれるのはこのことからです。

それにしても一〇の六〇乗倍の希釈といったら途方もない薄さです。現代科学の理論では一〇の二四乗倍まで希釈すると、本来の成分分子は消失するとされていますから、たとえば30cのアーセニカムには、薬効成分である亜砒酸の分子は存在しないということになります。この点においてEBMを基盤とする西洋医学は、ホメオパシーを根拠のない治療法と論難するのです。「ただの水が効くとしたら、それはプラシーボ効果でしかない」と。プラシーボ効果とは、偽薬であっても、それを患者がホンモノの薬と思って飲んだ場合に作用する効果のことです。

こういう話もあります。

ある西洋医学者が、いかにもバカバカしいという口調でホメオパシー医に言った。

「ミシガン湖に一滴の目薬を落としただけで、それが薬になるというのかね」

「もちろんさ」とホメオパシー医は答えた。

「ただし、ミシガン湖を一〇〇回震盪させることができればね」

薬効分子がまったく存在しないレメディが本当に効くのか、それとも単なるプラシーボ効果にすぎないのかということについては、イギリスのグラスゴー・ホメオパシー病院長のデイビッド・レイリー先生が行った花粉症についての有名な臨床実験があります。

日本のスギ花粉やヒノキの花粉症と違って、イギリスではグラスポーレン（イネ科の草の花粉）による花粉症が多いのですが、レイリー先生はそのポーレンを抗原とするレメディを使って、花粉アレルギーに対する効果を調査しました。二四人の被験者を二つのグループに分け、Aグループにはホンモノのレメディ（30c）を、Bグループにはプラシーボ（砂糖玉）を服用させたのです。このとき被験者はもちろん、担当医師もレメディがホンモノかプラシーボか知りません。医師がプラシーボであることを知っていると、それが表情や態度に表れることがあるからで、こうした手法を二重盲検法といいます。

その結果、AグループはBグループに比べて明らかに花粉アレルギー反応が弱くなりました。ここで「明らかに」という意味は、統計的に「有意の差」があるということです。この臨床実験の結果は、一九八六年世界的な医学誌『ランセット』に発表されました。

こうした臨床実験や実際の臨床報告の検証はこれまで数多くなされており、『ランセット』『ブリティッシュ・メディカル・ジャーナル』をはじめ他の医学専門誌などにおいて、「有意差のある効果」や「ポジティブな効果」のあったことが報告されています。

たとえば一九九四年、ニカラグアのヤコブ・ジメネッツらの研究グループは、子どもの下痢について標準的な無作為二重盲検法によるプラシーボ群とホメオパシー治療群の比較を行い、ホメオパシー治療を受けた子どもたちは、下痢の期間、程度の強さが有意に減っていたと報告しています。またクレイジネン・ニップスチルドらは、ホメオパシーの臨床報告論文に関する大規模な検証を行い、「一〇八のこれまでの論文の中で、八一の論文についてポジティブな結果を示していた」という結果を発表しています（『ブリティッシュ・メディカル・ジャーナル』一九九一年）。

わたしもこれまで経験した難治性のアトピー性皮膚炎患者や慢性皮膚疾患に関するホメオパシー治療の有効性を医学雑誌に報告してきました。わたしの報告の一つは、従来の治療のほかに漢方や心理療法を行っても症状の改善がみられない難治性のアトピー性皮膚炎患者一七例について、従来の治療に加えてホメオパシー治療（六カ月から二年七カ月）を行い、その結果を調査したものです。広くホメオパシーの治療の効果判定に用いられるグラスゴー・ホメオパシー病院の九段階の評価判定で、一人は完全治癒、残りすべての患者さんも自己評価において、ホメオパシー治療による五〇パーセント以上の改善を認めていると答えました（『ホメオパシー』九二号　二〇〇三年）。

もう一つは、六〇例の難治性の慢性皮膚疾患患者（三カ月から二年七カ月）に対して行ったもので、四人の患者さんで完全治癒がみられ、八八・三パーセントの患者さんが五〇パーセント以上の改善を認めているという結果でした。この論文はＣＴＭ〈Complementary Therapies in Medicine〉に受理されました。

こうした事例からも分かるように、つまりホメオパシーは従来の治療と同じように、確立された治療であると思います。

確かにホメオパシーがなぜ治癒効果を持つのかという作用機序《さようきじょ》について、まだ科学的解明はなされていません。しかし病気と治癒の関係を薬効成分の分子の有無などという次元で理解しようとすることには、ある種の限界があると思います。大切なことは病気の人が回復していくことであって、ＥＢＭに基づいた西洋医学だけが医療ではないと思います。西洋医学的な思考にがんじがらめにされていたのでは、医療のパラダイムシフト（思想の枠組みの変動）は起こり得ないとわたしは考えています。

4　その人の全体を診る

ホメオパシーは身体の持つ自然治癒力に働きかける治療です。治療の対象は「疾患」ではなく「病気の人」そのものです。ホメオパシーの治療者は、患者さんが何を治療してほしいと訴えているか（主訴）に耳を傾け、患者さん一人ひとりの個別的な病態の深さを、身体的な部分だけでなく、心理的・社会的な側面を含めて包括的に理解することが重要になります。そしてカギとなる症状にもっとも適したレメディを選んで処方するまでのプロセス全体を、ホメオパシーではコンサルテーションと呼んでいます。したがって顔色や表情、物腰や言葉つきなど、患者さんが診療室にみえたその瞬間から、ホメオパシーのコンサルテーションは始まっているといえます。

ホメオパシーにおいて一番大切なのは、病気の人を理解すること、患者さんにとっていま何が問題か、何が大事なのかということです。西洋医学は疾患中心の医療ですから、疾患をどう治療するかということを考えます。しかしホメオパシーは病気の人そのものを包括的・全人的にとらえることから治療が始まるのです。身体的症状だけでなく、精神的な部分まで踏み込みます。その上で精神的なバランスに問題がなければ、身体的症状にスポットをあてて治療し、問題が精神的な内的葛藤に関係していると考えられれば、精神的症状も含めて治療にあたらなければなりません。

ホメオパシーは問診の過程で、まず個別的・特異的に稀《まれ》な症状があるかどうかを診断します。それから症状全体を精神的（Mind）・全身的（General）・局所的（Local）の三つのレベルに分けて、たとえば精神的な症状として、不安、恐れ、悲しみ、怒り、涙もろさ、自信、記憶などについてどのような認識を持ち、どのように対応したり表出したりするかを診ていきます。また夢についても聞きます。
全身的症状としては、体温・気温への反応、症状が悪化する時間や天候との関係、睡眠時の状態や体位、さらに食欲・食べ物の好み、喉の渇き、発汗、女性なら月経などに関して問診します。
局所的な症状については、カギとなる主訴の症状の罹患部位、原因、その症状が悪くなったり、よくなったりする要因などについて詳しく尋ねていきます。そして、こうした問診によって、たとえば次のような患者さんの全体像が浮かび上がってきます。(P83参照)

[外見] やや大柄。黒くてストレートの長い髪。礼儀正しいしゃべり方。おしゃれ。

[全身的症状] 非常に冷え性。発汗が多い。朝に症状が悪化。食欲はあまりないが食べられる。甘いものやスパイス類が好き。ラッキョウや酢の物がきらい。水分をよくとる。眠れない。深夜二時半に必ず眼が覚める。寝言をよく言う。寝起きが悪い。母親の夢をよく見る。

[局所的症状] 頭痛、後頭部が一日中ずっと重く詰まった感じ。便秘。ガス。鼓腸。便の臭いが強い。膝の痛み。手足のむくみ。

[精神的症状] 真面目で融通が利かない。恥ずかしがりやで人前に出ると緊張する。疑い深く、つねにイライラしている。素直だが人づきあいが苦手。子どもはきらい。他人の評価が気になり、自分に自信が持てない。

これらの所見をもとに、いくつかの症状を選び出し、ホメオパシーの症状に関する事典やコンピュータを使ってレパートリゼーションというホメオパシーの分析を行い、最終的にその患者さんに合ったレメディを決定するわけです。

ホメオパシーは疾患だけでなく、病気の人の全体をとらえるわけですから、アプローチの方法が多く、ストラテジー（戦略）は多様になります。急性であるとか慢性であるとか、機能性だとか器質性といった病態レベルの違いだけでなく、その人の病気との関わりの長さや深さ、その人が病気とともに生きている経験も含めて、いまこの人のどこを中心に、何が大切かを的確に診ることが、治療者にとってもっとも重要なことです。その意味で知識だけでは対応できるものではありません。トレーニングが必要ですし、経験も必要です。さらに治療者としての動物的なカンに近いような直観が必要かもしれません。

その実際については、やはり治療例をみていくのが分かりやすいでしょう。

リンパ節結核のケース

左頸部リンパ節結核の四十代の女性が来院したのは八月の下旬でした。リンパ節結核は五カ月ぐらい前に発症、二種類の抗結核薬は一年ぐらいの内服が必要だと担当医から言われていますす、膿がたまり切開を行って、膿を排出するためのドレーン（排液管）を入れています。膿が止まらず、ホメオパシーでこの状況を改善したいとのことでした。

通常の初診のコンサルテーションは一時間ぐらいなのですが、実をいうと、彼女の場合は一時間半ぐらいかかりました。というのも彼女自身が自発的にこれまでの人生を物語ってくれたからです。この自発的に患者さんが語る物語は、患者さんを理解する上でとても重要なことです。彼女がこれまでの過酷な養育状況から、絶えず見捨てられるような不安感を持っているのが推察されました。また現在の夫の家族間での人間関係など、内的葛藤も話してくれました。

身体症状としては抗結核薬を飲み始めてから乾いた咳が出るようになっている。緊張するとすぐ下痢する。精神的な症状としては人から追いかけられる夢をよく見る。時折、パニック発作のような症状を起こすことがある。性格は恥ずかしがりやで内省的、対人恐怖症、閉所恐怖症的な傾向もある。二十歳のときに肺結核の既往症があった。

彼女の話から、彼女の現在の心身の状態には、いろいろな要因がからんでいることが分かります。いろいろありすぎて、何をもって彼女を治療したらいいか迷うところですが、わたしはプルサティラ30cを処方することにしました。結核に対するレメディはほかにもあるのですが、彼女の性格的・精神的状態からプルサティラがいいと考えたのです。プルサティラはセイヨウオキナグサから作られるレメディで、このレメディが必要な人の特徴は、恥ずかしがりで人に依存的、涙もろく感情や気分の変化が激しい、などがあります。愛する人、親や友人から見捨てられたり拒絶されたりすることを恐れる面があります。

リンパ節結核というのはなかなか治りにくい病気で、普通、患部を切開して完全に膿が止まるのに一年ぐらいかかります。それが彼女の場合、初診から二週間で排膿が止まりました。一カ月の時点で、長く悩まされていた咳も消失しました。二カ月後には切開した傷口が完治し、傷跡もあまり目立たないぐらいにまで縮小しました。パニックもなく精神状態も以前に比べてずっと落ち着き、安定しているとのことです。

この女性の場合は精神的な面を重視してレメディを処方したケースですが、ホメオパシーは精神的要因（それはそれで非常に重要ですが）だけを治療するわけではありません。

副鼻腔気管支症候群のケース

次に紹介するのは八歳の女児のケースです。

この少女は四歳まで喘息があって、一度はよくなったのですが、今も喘息まではいかないけれど、鼻が詰まってゼーゼーと息苦しく、頭痛がして胸が痛む。喉が気持ち悪く、痰《たん》が詰まって出ない。苦しくてなかなか眠れず、眠るといびきが激しい。何度か救急車で運ばれたこともある。あちこちの医者を訪ね歩くというドクターショッピングを繰り返したが、副鼻腔気管支症候群と言われたり、また原因は分からないと言われました。抗生物質二種と去痰薬をずっと服用している。抗生物質を飲まないと呼吸が止まるような感じがする。そのほかにいろいろなところで抗アレルギー薬を何種も投与されたが、いっこうによくならないばかりか、かえって具合が悪くなる——これはすべてお母さんの話です。

器質的な原因ではなく、精神的な要因で起きる症状ではないかと医者に言われて、校医や小児科医から薦められカウンセリングを受けたところ、これは心身症で親子関係に問題があるというようなことを言われました。それに対して、母親は非常に怒るわけです。うちは母子家庭だけど、そんなことが原因ではない。この子はすごく元気でいい子なんだと。子どもを見ると、ちょっと顔色は悪いが、確かに元気がよく、人見知りをしない明るい性格です。本人も学校が好きで、早く学校へ行きたいけれど、身体がだるくて遊びたくても遊べない。

お母さんはカビ・アレルギーじゃないかと言う。お風呂に入ると具合が悪くなる。救急で入院したときも、お風呂に入ったときに真っ青になって倒れた。しかし、検査してもカビに対してアレルギーの反応は出ないのです。

最初、わたしが処方したのはヌクス・フォミカ30cというレメディでした。これはポイズンナット（マチン）という樹木の実の種子から作られるもので、ストリキニーネを含んでいて、感冒やインフルエンザ、喘息に使われ、また二日酔いや胃腸障害、頭痛などによく使われるレメディです。ところが初診から二週間経っても症状に変化がありません。そこでわたしは、お風呂に入ると具合が悪くなるという話を思い出して、これは水に関係のある症状ではないかと考えました。

二度目の処方で出したのはドルカマーラ30ｃで、これは喘息、とくに水気とか湿気とか冷たさの環境で悪化する症状に適応するレメディです。それが四月の新学期が始まる直前でしたが、一カ月後の五月八日に母子で来院したときには症状がぐんとよくなっていて、新学期になってから学校に行き始めて二回しか休んでいないという話でした。

その後も同じレメディを処方し続け、七月三日の時点で、それまでの30ｃを12ｃとし、毎日服用するようにしました。学校へは休まず行くようになり、マラソンに参加できるようになった、雨の日になると頭痛に悩まされていたのが、それもなくなったと母親が驚くような回復ぶりを示し、夏休み明けの九月初旬の段階で、ほとんど症状はなくなっています。

以前は台風が近づくと、気圧の変化や湿度の影響で真っ青な顔色になったのが、そういうこともない。夜もよく眠れる。子ども本人に「ホメオパシーを受ける前と比べてどれぐらいよくなった？」と聞くと「一二〇パーセント！」と答えが返ってきました。「学校に行けるのがとてもうれしい」と。ただ、まだ完治とまではいってなくて、たまに具合が悪くなったときに今もドルカマーラを服用しています。

この子の場合は、精神的な原因で病気になったのではなく、水や湿気や冷えという環境が引き起こす体質的な症状だと思われます。体調が悪いがゆえに、精神的なストレスが高じて症状を悪化させるということはあっても、本質的には明るい性格で、戸外で遊ぶことや身体を動かすことが好きで、日光浴が大好きという子どもの日常をよく知っていたからこそ、お母さんは心身症だとか精神的なことが原因だという医者の診断に反発したのだと思います。その点ではお母さんの子どもを見る眼は正しかったといえます。

5　アグラベーションとプルービング

ホメオパシーの薬であるレメディは約六五パーセントが植物由来で、その他、動物や鉱物からも作られます。植物由来のものは昔からの薬草学として馴染《なじ》み深いといえますが、トリカブトや毒ニンジンなど強い毒性を持つものも多く含まれており、鉱物から作られるレメディには、前に紹介したアーセニカム（亜砒酸）やマーキュリアス（水銀）など毒性の強い物質もあります。また動物由来のレメディでは、たとえばラケシスというレメディはブッシュマスターという南米の毒蛇の毒から作られており、「首まわりが締めつけられることには耐えられない」人や「突然顔を紅潮させて攻撃的になる」ような人に役立つものです。

レメディは現在三〇〇〇種類以上ありますが、実際によく使用されているのは三〇〇〇種類ぐらいです。一つひとつのレメディの示す臨床像について、中毒学、プルービング、症例報告にもとづいて編纂《へんさん》された『マテリア・メディカ』と呼ばれる解説書があります。

前述したように、レメディは段階的に途方もない希釈と震盪を繰り返して活性化し、種々のポテンシーを持つように作られています。いわゆる薬の副作用はなく、安全だといえることは確かです。しかし、ホメオパシーの適応は幅広く有効で、レメディは安全だという点ばかりが強調されすぎるのは問題です。副作用というのは薬剤その他の治療において、望ましい治療効果以外に出現する作用のことで、レメディにその意味での副作用はありません。しかし、危険な反応がまったく起こらないわけではなく、アグラベーションとプルービングには細心の注意が必要です。

アグラベーション

アグラベーションとは、レメディを服用したときに起こる、患者さんが現在持っている症状の「一時的な症状の悪化」のことです。これはたいてい、投与後一週間以内に悪化が始まり、二週目まで続くことがあります。通常はその後に症状の好転がみられるようになるので、自然治癒が始まった反応と考えられています。そのためホメオパシーの治療者の中には、アグラベーションを「悪化」という意味にもかかわらず「好転反応」と呼んでいる人がいます。

レメディを服用した場合の身体の変化（反応）

変化がない

変化がある

①改善している

②悪化している

(i)ホメオパシーによる一時的な症状の悪化

（アグラベーション）

(ii)病気自体による症状の悪化

③新しい症状が出てくる

(i)病気による新しい症状

(ii)ホメオパシーのレメディによる症状

（プルービング）

ホメオパシーの第一の原則は「類似のものによって類似のものを治す」ことですから、たとえばマラリアの患者にマラリアの症状を引き起こすキナ皮を投与すると、一時的にマラリアの症状が悪化することもあり、悪化の後に症状は好転していくことになります。そうしたことからアグラベーションを「好転反応」ととらえられるかもしれません。

しかし、わたしは一時的にせよ悪化する以上、そのような呼び方は混乱を招くと考えています。とくにこうした悪化が非常に強く起こったり、長く続く場合は危険であり、アグラベーションは起こさないですむなら起こさないほうがいいはずです。ホメオパシーの創始者であるハーネマン自身、いかにアグラベーションを起こさないですむかと、レメディの投与方法を変えたり、また希釈や震盪方法を変えたLMポテンシーを晩年用いていました。

アグラベーションが起きたときに考えなければならないのは、それが本当に治癒の方向に向かって生じていることなのか、レメディが間違っていて作用せず、病態自体が進行しているのかどうかを見極めることです。アグラベーションは通常、急性疾患ではほとんど判別できません。起こっても急性の過程ではその経過が早くて分かりません。慢性疾患の場合に約一〇パーセント程度みられるといわれています。起こるか起こらないかの予測はできません。だからわたしはアグラベーションが起きたら、原則的に身体にとってよくないことが起こっていると考え、そのレメディの投与をやめるようにしています。

プルービング

アグラベーションが患者さんが現在持っている症状そのものに悪化がみられるのに対して、プルービングは患者さんの症状ではなく、別の新しい症状が起こることです。とはいっても、稀なことです。

プルービングはもともと健康な人にレメディを投与して起こる反応や症状をみるテストですから、レメディを服用した場合に誰でもプルービングの症状を起こす可能性はあるわけです。

レメディを服用した後、これまで経験のない、あるいは現在の症状以外の新しい症状が出るようになった場合、またその症状が病気の経過上みられるものではない場合、またこれが一番大切ですが、その症状が、服用したレメディの示す臨床像に含まれているかどうかです。

このような場合は必ずレパートリーや『マテリア・メディカ』(前出)で確認できればプルービングと判断できます。健康な人や敏感な人は、一回の服用でもポテンシーによってはプルービングを起こすことがあります。それ自体はレメディの服用をやめればその症状が消失するのですが、プルービングをアグラベーションと考え、さらに「好転反応」と信じ、服用をやめないでどんどん続けることがあります。これは危険なことで、プルービングはホメオパシーのある種の副作用といえるのです。

ではレメディを投与して、それが改善の方向に向かっているときにどういうことが起こるかというと、たとえば頭痛薬を飲んで頭痛がおさまったというと分かりやすいのですが、そうでないことも多いのです。何をもって効いているのかという判断はそんなに簡単なことではなく、そのために患者さんを不安にしたり、治療者自身が不安になったりすることもあるのです。というのは、ホメオパシーで患者さんが回復していくとき、それは薬が効いて治ったのではなく、患者さん自身の自然治癒力にホメオパシーが働きかけて治っているからです。

だから患者さんの身体の中にどんな変化があるかということが大切になります。変化があるということをもってホメオパシーが作用しているととらえていく。それゆえに初診時から細かい問診をして、毎回患者さんの状態を記録しておくことが非常に重要になってくるのです。

ヘリングによるホメオパシーの治癒の法則

ホメオパシーにおける治癒の方向性については、最初そのことを記述した医師の名前をとってつけられた「ヘリングによる治癒の法則」というのがあります。これは四つの軸にそった治癒の方向性を示したものです。

1　上から下へ：症状が下方へ進行し減退する
2　内から外へ：深部の器官から表層の器官へ
3　精神的レベルから身体的レベルへ、またより重要な器官からより重要でない器官へ
4　症状が表れた時間経過の順番と逆の順番で症状が消えていく

というものです。

たとえばアレルギー性の喘息と湿疹がある患者さんの場合、まず呼吸器の症状である喘息が改善され、次いで皮膚の症状である湿疹が治るという流れになります。したがって呼吸器の症状に改善がみられれば、なかなか湿疹が治らないこともあります。また皮膚の発疹などの場合、

頭部、顔面、体幹、四肢の順番に改善されていくこともよくあります。そしてもっとも新しい症状が、より長く続いている症状よりも早く改善されていきます。このとき、慢性的な状態で落ち着いてしまっている古い症状が再燃するというケースもありますが、それが改善の方向に向かう過程で起きたことであれば、いずれその症状も改善に向かうはずです。

治癒の法則は一つの目安として、この四つの方向性とは反対の変化が起きた場合、それは間違ったレメディが作用していると考えなければなりません。ただここでもアグラベーションと同様の落とし穴があって、症状の悪化を好転反応であると患者さん自身が認識しているような場合、取り返しのつかないことが生じます。

わたしが非常に悲しい思いをした例をあげると、その人は乳がんの患者さんだったのですが、本人は乳腺腫（線維腺腫のこと）だと信じていました。乳腺腫の症状になって五年ぐらい経つけれど、自分でレイキ（手当療法）をやっているので、五年経っても悪くならない。最近はレイキが効いて膿が出るようになった、膿は身体からの毒なので、つまり毒が出るようになったから治りつつあり、膿が出るのを私にホメオパシーで治してほしいというのです。

話を聞いている途中からして、これは明らかに乳がんで、それも皮膚に転移し、乳房全体が硬くなる鎧《よろい》状がんと呼ばれる状態ではないかと思いました。そこで症状を診せてくださいと言って診察すると、間違いなくそこまで進行していました。しかし患者さんはそれを毒が出てきたから好転反応だと、とんでもない思い違いをしているのです。

わたしは、これは線維腺腫ではなく乳がんですから、今からすぐに外科を受診して検査を受け、専門の治療を受けてください、今必要なのはホメオパシーではありませんと申し上げました。その女性はその後来院していないのでどうなったか分かりませんが、ホメオパシーそのものは安全であっても、医療に対する間違った思い込みや無知はきわめて危険であり、ホメオパシーもそうした危険と決して無縁ではないということを、治療者も患者さんも認識しておかなければなりません。重要なことは、分からなければ専門医に相談することです。

6　ＱＯＬを考えた治療法

ホメオパシーは患者さん一人ひとりに対して個別的な治療、いわばオーダーメイドの治療が行われます。とくに慢性疾患の場合においては、すでに西洋医学の治療を継続的に受けている場合でも、統合的にホメオパシーを用いることができます。

たとえば従来の治療で効果が上がらない場合、あるいは重篤な状況で従来の治療法が使えないときや、従来の治療では副作用が受け入れられないとか、投薬の量を削減したいときなどに、ホメオパシーは有効な治療法だと考えられます。さらにＨＩＶ（ヒト免疫不全ウイルス）、がん

7つのパラメーターの自己評価と客観的な皮疹の改善度の評価

	自己評価の結果			睡眠	日常生活	仕事	人間関係	客観的な皮疹の改善度
	全体	皮疹	痒み					
正常に戻る	1	1	1	1	2	2	2	2
～80%の改善	5	3	5	3	3	1	3	5
～50%の改善	8	9	5	4	3	2	1	5
～20%の改善	1	2	4	5	3	3	1	3
変化がない				2	4	7	6	
～20%の悪化							2	

7つのパラメーター

などの難治性疾患に対しては、QOLを考えた治療法として、ホメオパシーが果たす役割には大きいものがあります。

わたしは数年前、従来の治療では状態の改善がみられない一五人の難治性アトピー性皮膚炎患者に対してホメオパシーを行い、その治療効果について患者さん本人の評価を調査したことがあります。

上の表は、七つのパラメーターでの患者さん自身による自己評価と、皮疹の客観的な改善度をまとめたものです。

患者さんの自己評価による全体評価では、

完全に正常に戻った症例……一
大部分が改善した症例……五
半分程度改善した症例……八
少し改善した症例……一

という結果でした。一五例中一四例が、五〇パーセント以上改善されたと答えています。

皮疹の客観的な改善度では、五〇パーセント以上改善された例が一二例でした。個別にみると、痒みは五〇パーセント以上の改善が一一例。睡眠障害は、五〇パーセント以上の改善が八例。日常生活、家庭生活の改善度では、五〇パーセント以上改善が八例。仕事や勉強の充実感では、五〇パーセント以上改善が五例、友人関係・人間関係では五〇パーセント以上改善が六例、となっています。難治性アトピー性皮膚炎という身体上の改善はむろんですが、ＱＯＬの改善がみられたことも大事な点です。（治療期間は六カ月から二年七カ月とバラつきがあります。第四三回「日本心身医学会」総会で発表）。

慢性関節リウマチのケース

また、こんなケースもあります。抗リウマチ薬の副作用による顔面の紅斑の治療をしてほしいと、六十代後半の女性が来院しました。

この女性はこの五年間、慢性関節リウマチの治療を受けている。しかし症状は徐々に悪化し、ボルタレン座薬を日に数回使用して膝関節の強い痛みを抑えないと、日常生活が満足に送れない。慢性関節リウマチは治る見込みのない病気だと思い込み、精神的にも抑うつ状態になっていました。顔面の紅斑はシオゾールという薬の注射による副作用で、掻痒《そうよう》を伴います。膝は両方とも痛むが、とくに右膝の痛みが強く、朝起きたとき、寒いとき、午後四時頃、それから寝る前に痛みが強くなる。

彼女は病気のことを人に知られたくないとひたすら隠しています。心配する子どもたちにもできるだけ迷惑をかけたくないと思っている。病気が治らないと悲観的に考え、悪化するのではないかと不安で夜も眠れない。肉や脂肪の多い食べ物はきらいで、犬が怖く、犬に追いかけられる夢をよく見る。劣等感が強く、神経質で、火の始末や戸締りなどを何回も確認する。

こうした症状から、わたしはコースティカムを投与することにしました。半年後、膝の痛みは三分の一以下になり、外出できるようになっています。そして何よりも病気に対する考え方が大きく変わって、抑うつ状態がなくなったのです。

「以前は病気に対する不安から何もかも悲観的になり、落ち込むことが多かったのですが、今は毎日の生活に希望が持てるようになりました」

と、彼女は語っています。病気に対する考え方や対処の仕方が変われば、生活そのものも変化する。そうして生きることの意味と充実感を知るようになるのだと思います。ＱＯＬの観点に立ったとき、ホメオパシーが果たす意味合いの大きさが、こうした治療例からも分かると思います。

7　ファーストエイドとして

ホメオパシーのもう一つの有効性は、その安全性から子ども、高齢者、妊婦などに広く使われることですが、同時に家庭薬として、ファーストエイド（応急手当）としてセルフケアの範囲で使用できることにあります。

耳下腺炎のケース

わたしは自分の子どもたちにはまずホメオパシーで対応しています。たとえば一番下の息子が五歳のとき、朝起きると幼稚園へ行きたくないとぐずっていました。のんきな親なので初めは気にしていなかったのですが、耳下腺のあたりが痛いというのです。「痛い、痛い」と言って、頬も紅潮し、それで多少熱っぽかったので、ベラドンナ（Belladonna）というレメディを一粒飲ませました。

ベラドンナはナス科の植物でアトロピンを含んでいます。これを服用すると瞳孔が開いて瞳を美しく見せる作用があることから、ルネサンス期のイタリアで女性が盛んに利用したといいます。ベラドンナ（美しい女性）という名前の由来もそこにあります。高熱、意識混濁、幻覚を引き起こすという強い毒性を持っていて、突然の発症や発赤、熱、乾燥といった症状に有効です。

ところが息子の耳下腺はベラドンナを飲ませた後もどんどん腫れてくる。そこでこれは耳下腺炎（おたふくかぜ）だなと思って、まず最初に写真を撮りました。医者である母親がまず初期症状の証拠写真を撮る——息子にしてみれば迷惑な話でしょうが、いつもそんなふうですからおとなしく写真を撮られていました。耳下腺炎といっても細菌性の場合もあり、細菌性であれば抗生物質を飲ませて排膿させれば、だいたい三、四日で治ると思います。ウイルスによるムンプス（おたふくかぜ）であれば膿は出ませんが、高熱や全身倦怠が出て、治るのに一週間ぐらいかかります。息子の場合はベラドンナを飲ませると、熱は出ず、痛みも止まったけど、どんどん腫れてきた。それでこれは片側性のおたふくかなと思って、ルス・トクスというレメディを試してみることにしました。ファーストエイド的にはプルサティラなどが普通使われるのですが、わたしは一応ホメオパシーの専門医なので、レパートリーでホメオパシーの分析を簡単にしてルス・トクスにしたのです。

ルス・トクスはウルシ属の植物由来のレメディで、水疱の発疹や蕁麻疹、また捻挫などの腫れや痛みの応急薬としてよく使われるものです。それを飲ませたところ、どんどん腫れがひいて、きっちり三日で治りました。その経過状況を毎日ほぼ同じ時間で、同じ場所に座らせて写真を撮ったのですが、これもまた息子にとっては迷惑な話だったようです。

起こりうる事態を予想して手当てする

先日、歯医者さんで歯を抜いたのですが、わたしは怖がり屋なので歯の治療というのがどうにも苦手で、行く前から不安になります。そういうときに飲むレメディというのもあります。また抜歯して痛みや出血がなかなか止まらないような場合には、アルニカ（Arnica montana）というウサギギクに似たキク科の多年草から作ったレメディを使います。歯医者さんもわたしが医者ということを知っているので、「先生、薬を持ってますよね」と言って、抗生物質も鎮痛薬も出さない。そのかわりにアルニカ200cを治療後、直ぐに服用しました。

たとえば人前で話すとお腹が痛くなるとか、飛行機に乗る前や試験の前になると緊張で必ず下痢をするとかいう人に効くレメディもあります。買い物に出かけるたびに人混《ひとご》みに反応して一種のパニック状態となり、死に物狂いでトイレを探さなければならなくなるという患者さんもいました。こんなときはアルグニット（Argentum nitricum）という硝酸銀の結晶から作られたレメディがいいのですが、こんなふうに症状が起こってからだけではなく、起こりうる事態を予想してあらかじめ手当てができるというのもまた、ホメオパシーのよいところだと思います。

ホメオパシーは安全なので家庭薬としてファーストエイド的に使えると書きました。フランスやイギリスでは二〇種類から三〇種類ぐらいのレメディを揃えた家庭常備用キットを薬局などで簡単に手に入れることができます。しかしこれらのキットは通常の市販薬同様、あくまでもファーストエイドとして使用されるべきもので、ホメオパシーの正しい知識を持たない人が勝手な判断で過剰に投与したり、いたずらにホメオパシーの有効性を妄信したりすれば危険が伴うことになります。この点はとても重要なことですので、くれぐれもご留意ください。

ホメオパシー治療の国際的ガイドライン

一八二九年に設立されたホメオパシー医の団体「リガ・メディコラム・ホメオパシカ・インタナショナリス」（ＬＭＨＩ）には、現在六五カ国、七〇〇〇人以上のホメオパシー医がメンバーになっていますが、ホメオパシー治療の国際的なガイドラインをＬＭＨＩでは次のように規定しています。

(1)ホメオパシーはサミュエル・ハーネマンによって体系づけられた医療である。
(2)ホメオパシーはホメオパシー医によって行われる。
(3)ホメオパシー医は医師の（国家）資格を持つものである。
(4)ホメオパシー医は少なくとも三年以上ホメオパシーを学ぶ必要がある。

(5)ホメオパシーの診察は従来の医療と同様のプロセスに加え、患者の個別的な問題を扱う。
(6)ホメオパス（ホメオパシー治療者）は、医師として個々の臨床に適した治療を選択していく。
(7)ホメオパシー医は、治療者として臨床検査、専門医への紹介、入院などに関して適切な処置を取る必要がある。
(8)レメディはホメオパシー薬局方に従った厳しい基準を満たした専門のホメオパシー製薬会社によって製造されたものである。
(9)レメディは薬剤師の責任の下で販売、あるいはホメオパシー医が処方する。

フランスやベルギー、イタリアなどほとんどのヨーロッパ諸国ではレメディが医薬品として認可され、多くの国で保険制度が適応されています。しかしホメオパシーを行う治療者については、フランス、オーストリア、ハンガリー、ルーマニア、ロシア、イタリアなど法的規制の下で医師のみが行う国と、イギリス、ベルギーなど法的規制のない国もあります（ドイツは専門医資格認定制度）。イギリスではホメオパシーが国民健康保険制度に取り入れられています。

これらに比べていまだホメオパシーの発展途上国である日本は、レメディが医薬品として認可されておらず、健康保険の適用とはなっていません。そのため日本ではホメオパシー治療について何の法的規制もなく、混乱した状態にあるというのが実情です。患者さんの治療を扱う以上、こうした状態がいいわけはなく、わたしたちは二〇〇〇年一月に「日本ホメオパシー医学会」（JPSH）を発足させました。「日本ホメオパシー医学会」は医師、歯科医師、獣医師、薬剤師など医療従事者のみで構成された組織で、現在三〇〇名以上がメンバーとなっています。またイギリスの「ファカルティ・オブ・ホメオパシー」と共同で毎年ホメオパシー専門医の育成を目的とした研修制度（三年以上）を設けています。

現在の混乱した日本のホメオパシー医療が、今後、きちんと資格を持った医療従事者を中心に行われるようになり、患者さんたちが安心して治療を受けられるような環境を創ることが、わたしたちの願いです。

【第五章】

エネルギー医学の幕開け

1　自己と非自己

先日、「日本ホリスティック医学協会」の主催で「アレルギーからの解放をめざして」というシンポジウムを開催しました。アレルギーは専門外なので、私は挨拶しただけでみなさんの話をお聞きする側に回ったのですが、そのとき面白かったのは、出席した先生方が「私たちが大学を出た一九八〇年頃は、花粉症とかアトピーというのはまったく話題にのぼらなかった」というのです。確かにそうでした。

当時の大学病院の外来患者のうち、たとえばアトピー性皮膚炎は一パーセントぐらいでした。だから話題にもなりません。ところが今は四〇パーセントにものぼっているというのです。

なぜそういうことになったのか。

第一章でも少しふれましたが、私はこれを「自己」と「非自己」の間に仕切りができて、「非自己」を排除するような生活が定着したためだと考えています。「自己」とか「非自己」とかいうと、いかにもこ難しそうですが、これは今日の子どもたちの生活ぶりを見てみればよく分かります。

私は子ども時代を埼玉県の川越で過ごしました。当時の川越はちょっと町並みを外れると山あり川ありで、私は小学校から帰るとカバンを放って表に飛び出し、仲間と一緒に暗くなるまで山野を駆け巡っていました。もちろん当時も山林にはスギの木がたくさんあったし、スギ花粉もたくさん飛んでいたはずです。しかしスギが花粉を飛ばすなどということは考えてもみなかったし、考える必要もなかった。たとえどれほどスギ花粉が自分にまとわりつこうと、何の影響も弊害も受けなかったからです。つまりそんなものは肌につこうが吸い込もうが、日常的に親しんでいる自分の一部でした。いわば友だちで、何の悪さもしない。スギ花粉と自分との間の境目に、仕切るものがなかったのです。

今の子どもたちはどうか。まず表で遊んでいる姿というのをめったに見かけなくなりました。都会では遊ぶ場所もないということがあるでしょうが、学校から帰ると家に閉じこもって、外気にふれる機会さえあまりないような日常です。しかもマンションにしろ一戸建てにしろ、住宅そのものが外界を遮断するような造りになっている。家と外との間にはっきりと仕切りができている。家は「自己」、外は「非自己」という仕切りです。生活が豊かになるにつれて自然との接点が乏しくなり、人工的な空間の中で暮らすようになりました。こうした生活が心身に影響を与えないはずはありません。これは花粉症だけではなく、今日のさまざまな病気の根底に横たわる問題だと考えられます。

ある免疫学者はこう書いています。

「〜青っ洟などたらしている子供はいなくなった。子供の環境が急速に無菌化したのだ。便所はウオッシュレットになったし、いたるところで抗菌グッズが使われている。ちょっと風邪をひいたくらいで抗生物質を飲まされる。

環境がきれいになったことは歓迎すべきことに違いない。でもこれが、たかだか三十年ほどの間に急速に進んだのだ。何万年もの人類の歴史からみれば、三十年などは一瞬にすぎない。その一瞬で子供を取りまく微生物の世界が一変したのである。人間の免疫系は、周囲にいる病原菌に対抗するために何万年もかかって進化してきた。その相手にしてきた敵が、突然周囲から消え失せてしまったのである。

当面の敵を見失った免疫系が、もともとは無視してきた花粉や室内の塵などに対して強力に抵抗するようになった。それが、近年アレルギーが増えた理由だと私は思う。

ではどうしたらいいか。環境を汚くしろなどと乱暴なことを言うつもりはない。でもアレルギーが増加した背景には、人間が急激に、しかも極端なやり方で変えた周囲の環境があることだけは、思い出しておいた方がよい」（多田富雄『懐しい日々の想い』朝日新聞社）

一方、スギ花粉をなくすにはスギの木を全部伐ってしまえばいいというような短絡的な発想が出てきます。しかしこういう発想ではなんの問題解決にもならないのは明らかです。日本中のスギを全滅させれば、なるほど日本のスギ花粉症はなくなるかもしれませんが、ブタクサとかヨモギとか、それに代わる新しいアレルゲン（抗原）が必ず出現します。私たちが家と外との間に堅固な壁を設け、「自己」と「非自己」という垣根を作って閉じこもる生活を続けていくかぎり、いずれどこかでそのしっぺ返しがくるにちがいないのです。

ではどうすればいいか。

「非自己」の中に「自己」を拡散する、ということを考えなければいけないと思います。

元来、人間は「自己」と「非自己」との境界がはっきりしないような状態で生きていました。それを、「自己はここまで」と決め、「それ以外は非自己」とする考え方に基づいて「非自己」を排除しようとしてきたのが現在の西洋医学であり、免疫学などはその典型です。そうすることで西洋医学が長足の進歩を遂げてきたのも確かです。しかし二十世紀も半ばになって、そうした西洋医学の考え方に明らかな限界が生じてきました。がん、アトピー、膠原病、ＨＩＶ（ヒト免疫不全ウイルス）など、西洋医学では手のほどこしようがない病気が次々に出現してきたからです。

「自己」を大事にして、「非自己」を排除する――そういう発想そのものが間違っているのではないか。

西洋医学は「自己」と「非自己」を峻別して、「自己」に侵入してきた「非自己」を排除すれば病気は治ると考えてきました。そのために何をおいてもエビデンス（科学的根拠）が重視され、エビデンスなきものは医学にあらずという態度を取り続けてきたのです。人間をあたかもさまざまな部品の集合体のごとくとらえ、ある部品が不調になったら修理すればよい、使えなくなったら除去すればよい、機械の動きを妨げる外部からの侵入者は排除すればよいと。部品の修理法はマニュアル化され、医師はマニュアルどおりに処方すればよい――それが西洋医学の基本的な理念です。

そこに欠けているのは、人間を包括的に、丸ごと見るという視点です。人間は「自己」と「非自己」が混在する中で、有機的な「いのちの場」を形づくっているという、いわば生命の不可思議さに対する畏敬の念の欠落です。

では、西洋医学が峻別してきた「自己」と「非自己」を、いま一度、「自己」を「非自己」の中に拡散させていくとはどういうことかというと、仏教でいうところの「寛放《かんぽう》」させていくことに通じると私は思っています。これは『天台小止観』の天台大師智顗《ちぎ》が、呼吸法の要諦として「身体を寛放せよ」と説いている言葉です。

「身体を寛放せよ」とは、私の解釈では、みずからの身体を丸ごと、身体のみならず心身のすべてを虚空に向かって解き放つということです。自己を「自己」と認識した上で、その「自己」を「非自己」の中に拡散させていく。一言でいってしまえば、人間本来の「あるがままに」という生き方に「自己」を戻すということでしょう。

これを医療の場にあてはめていえば、患者さん一人ひとりについて「自己」を寛放させ、「あるがままの」姿に戻すということです。それが結局はいろいろな病気を治りやすくすることにつながるのです。

2　生き方を一昔前に戻す

花粉症とともに現代に大きな波紋を投げかけているアレルギー性の病気というと、アトピー性皮膚炎があります。花粉症はアレルゲンがはっきりしているのでそれなりにいろいろな処方が可能ですが、アトピーは原因がはっきりしていない、きわめて治療の難しい病気の一つです。

京都の高雄に、江部洋一郎・康二さんという兄弟がやっている高雄病院というのがあります。ここではアトピーなどのアレルギー疾患、膠原病、心身症、生活習慣病などを専門に治療しています。江部兄弟はそれぞれ京大の医学部を出た優秀な医者ですが、治療法の柱としているのは漢方と食餌療法で、西洋医学はほとんどやっていません。彼らがやっているのは、マクロビオティックに近い玄米菜食、太極拳などのボディワーク、心理療法士のカウンセリング、それから看護師による軟膏の塗り方の指導、そして漢方です。

この漢方薬がまた、ただの漢方薬ではない。煎じ薬を作る大きな部屋には山のように生薬があって、カルテは筆文字の縦書きというものすごい本格派です。高雄の山の中腹にあるので決して交通の便がいいとはいえないのですが、アトピー性皮膚炎に悩む人たちが全国からやってきて、治療して帰っていくという病院です。

私の昔からの知己である大阪市立大学附属病院の石井正光教授はアトピーの専門家ですが、彼もまた食餌の指導による治療法を行っています。彼はホリスティック医学に大変関心が深く、西洋医学の範疇から外れるさまざまな治療法に興味を持っているのですが、大学病院という西洋医学の牙城にいるものですから、思うような治療がなかなかできないというジレンマを抱えているようです。彼がやっている食餌療法というのは、長寿村として知られる山梨県棡原《ゆずりはら》の食事にならって、玄米や雑穀、里芋の煮っころがし、川魚の煮付け、そういった自然食を中心とした食事を指導している。それとやはり漢方薬です。大学病院だから高雄病院のように凝ったことはしていなくて、補中益気湯《ほちゆうえつきとう》とか、保険のきく普通の漢方薬を出しています。

一方は民間の病院、一方は大学病院ですが、アトピーを専門とする両者の考え方は非常によく似ている。江部兄弟も石井教授もほぼ同年代の人です。ただ大学病院の場合は一人でやらなければいけない。高雄病院のように心理療法士をそばに置いてカウンセリングさせるとか、看護師が患者さんに軟膏の塗り方を教えるというようなことは、大学病院ではシステム上できないのです。したがって何から何まで一人でやらなければならない。チームワークとか機能性という面では、大学病院のほうがどうしても劣ってしまうのですが、考え方が同じですから、治療法としてやっている内容は非常によく似ているわけです。

彼らの主張をつづめていうと、「生き方を一昔前に戻せ」ということです。当人たちはそこまで大仰に声高に主張しているわけではありませんが、私がうかがい知る本心からすると、そういうことだろうと思います。昭和三十年代まで生き方を戻さなければダメだと。というのは、考え得るあらゆる治療法を一生懸命やって、やっと患者さんを治し、社会に戻しても、時を経ずしてまた発症して戻ってくる。そういうケースがとても多いというのです。

考えてみれば、昭和三十年代にアトピーで悩んでいる人などほとんどいませんでした。社会が豊かになり、食生活をはじめとするライフスタイルが大きく変わったことが、病気の根底に横たわっているのです。だからいったん治癒したと思っても、病院を離れて元の生活に戻ってしまえば、それこそ元の木阿弥。また病気を発症してしまうという繰り返しです。結局は日常の生き方そのものを昭和三十年代まで戻さなければダメなのではないか、というのです。

このあたりの考え方は、私とよく似ています。

私たちが「自己」と「非自己」との間に垣根を作り始め、「非自己」を排除するようになったのは、まさに昭和三十年代以降のことだと考えられるからです。しかし、世の中がここまで便利で豊かになった中で、「生き方を一昔前に戻せ」と言われても、到底できる話ではありません。どうしろというのだと反論が出てきそうですが、私は何もデジタルテレビを見るのをやめて、ブラウン管の白黒テレビの生活に戻れと言っているのではありません。せめて欧米型の食生活を、昭和三十年代にどこの家庭でも食べていた普通の和食にする。添加物の少ない自然食にする。それから身体を動かす。スポーツジムに行って汗を流せというのではなく、適度に歩くなり走るなりといった日常の運動を心がけて、生活を整える工夫をしてほしいといっているのです。

病気というのは一〇〇パーセント治す必要はないし、また治せるものでもありません。一〇〇点満点で八〇点まで到達すればよしとする……。私はがんの専門医ですが、アトピーのような難病を相手にしている彼らもまたそう考えています。八〇パーセントの治癒ということは、残り二〇パーセントの「非自己」を「自己」の中に抱えているということです。それでも人は、日常生活を差し障りなく生きられるのです。

つまり大事なのは全体を見る目です。自分が生きている環境を、これは「自己」、これは「非自己」と区別して垣根を作るのではなく、環境そのものと自分とのつながり、自分はその中の存在なのだと認識して「自己」を寛放する。その上であらためて自分を整え、組み立てていくことが大事だと思うのです。これは食生活もそうですし、運動もそう、心の持ち方においてもてもそうです。

西洋医学が「自己」と「非自己」を峻別することで長足の進歩を遂げてきたことを考えると、分けることが間違っているというわけではありません。「自己」と「非自己」を一回分けて、そのメカニズムを解明していくのがサイエンスの手法なのですから、それはそれで当然踏まなければならない手続きです。

たとえば免疫学の場合です。

現在の免疫学は、リンパ球だとか、サイトカインだとか、マクロファージだとか、体内で存在が確認できる、いわば目に見えるものに注目している段階です。リンパ球を増やすには副交感神経を優位にすればいい。それには刺絡《しらく》といって、爪の脇に針を刺したり、爪の脇をもんだりすることが有効であると、新潟大学の安保徹教授などは主張しています。確かにそれでリンパ球は増えます。ではリンパ球が増えれば免疫機能が高まってがんが治るかといえば、なかなか治るまではいかない。リンパ球は免疫の一部でしかないからです。

それに対して、先に引用した免疫学者の多田富雄さんは、リンパ球もサイトカインもマクロファージも、それはそれで大事にちがいないが、それらが何かの指令を受けて自己組織化し、免疫の働きを作り出していくというシステムそのものにこそ免疫のカギがあると言っています。

免疫とは「スーパーシステム」だというのです。

何かの指令で自己組織化した「場」ができる。その「場」が情報を出して、次の自己組織化された「場」を創り、その「場」がまた次の「場」を創るということが繰り返される。それが免疫の意味だというのです。（『免疫の意味論』青土社）

がんの治療についていえば、西洋医学の三大療法（手術、抗がん剤、放射線）というのはかなりのレベルに達しています。これ以上の進歩はなかなか望めないのではないかという段階まできています。しかしそれでも、がんはよく治らない。それは、いまだ目に見える身体《ボディ》だけを相手にしている段階で、がんは、心《マインド》とかいのち《スピリット》とかいうものと深く関わっている病気だというところまで行っていないからです。第四の療法と期待された免疫療法も同様で、目に見えるところで留《とど》まっている。

多田さんの「場の情報」というのは、私の「場の医学」と共通するところがあって非常に興味深いのですが、現在の免疫療法というのはまだリンパ球とかサイトカインを目標にしていて、それをああでもない、こうでもないといじっている段階です。多田さんが言うような「場の情報」がつかめてくると、これは相当に期待できるようになるのですが、今のサイエンスでは無理な話で、免疫学そのものがまだ発展途上というのが現実です。

3　ハーネマンの提起したもの

ホメオパシーの創始者であるサミュエル・ハーネマンは、十八世紀半ばから十九世紀にかけての時代を生きたドイツの人です。彼はきちんと教育を受けた西洋医学の医者だったのですが、その頃の西洋医学というのは非常にお粗末でした。

まず、瀉血《しゃけつ》です。

病気になったらとにかく血を抜く。病気の原因は悪い血が引き起こすものだから取り除かなければいけないと、静脈を切って大量の血を出しました。同じ発想で下剤を使いました。あるいは浣腸をやって便を出させる。そういうことが主流でした。体内で増大した老廃物が秩序を乱しているというエントロピーの医学からいけば、これはこれで必ずしも悪い考え方ではないのですが、何でも無差別に瀉血すればいいというのは、貧血で血圧の低い人もいるわけだから、乱暴にすぎるし、危険です。

ハーネマンはそんな西洋医学に幻滅して、医者の仕事を辞めようと考える。医者を辞めて何をしたかというと、翻訳業を始めた。彼はとても頭のいい人で、本当かどうかは知りませんが、八カ国語を操ったといいます。そうしてイギリスのカレンという人の薬物医学の本をドイツ語に訳しているときに、マラリアの治療に関する記述を読んで疑問を持ちました。マラリアにキナ皮（キニーネ）が効くのは、収斂《しゅうれん》作用によるものだというのです。収斂作用というのは粘膜などを硬くする、たとえば下痢のときは腸の粘膜に水分が吸収されず、逆に粘膜がふやけて水分を出すような状態になっている。胃炎も胃酸がどんどん出てきて、胃の中が荒れてくるという症状になる。だから胃腸の薬にはたいてい何らかの収斂薬が入っていて、胃腸の粘膜を硬くして、水分や胃液の分泌を少なくさせるようになっています。そうした収斂作用が働いて、キニーネはマラリアに効くという。

これを読んでハーネマンは疑問を持ちます。収斂作用のある薬はほかにもたくさんある。キニーネの収斂作用がとくにすぐれているわけでもない。それにもかかわらずキニーネが効くのは収斂作用によるものだというのは、おかしいのではないか。

ハーネマンが天才的なのは、薬物医学書の記述に疑問を持っただけでなく、キニーネがマラリアに効くのは確かである、ではキニーネの何が効くのだろうと考えて、自分でキナの皮を服用してみたことです。すると奇妙なことに、倦怠感、震え、喉の渇きや激しい発汗など、マラリアと同じ症状が発症したのです。

そこで彼は「そうか」と、また天才ぶりを発揮します。

「健康な人に投与したときに、ある症状を引き出す物質は、その症状の病気の治療になる」と。

このとき彼は、「類似のものによって類似のものを治す」というひらめきを得たわけです。

それから彼は、当時使用されていたさまざまな薬用物質を次々と試してみます。自分だけでなく家族や友人にいろいろな薬用物質を服用させ、どんな変化が起きるかをつぶさに観察しました。いわゆるプルービングを行ったのです。

プルービングというのは、薬の効用を確定するプロセスということですが、たとえば竹が薬になるかどうかというときに、竹を細かく刻んでアルコール漬けにして成分を抽出し、その液を濾過《ろか》したりして薬（レメディ）とする。その薬を五人なら五人の人に飲んでもらって、身体が熱くなったとか、だるくなったとか、眠くなったとか、時間経過とともに生じた身体の変化を当人たちに克明に記録させる。そこから竹のホメオパシー的な薬理作用を確立するわけです。これがプルービングです。

ハーネマンがホメオパシー療法を確立したのは十八世紀の終わりですから、おそらくそんなふうに行ったのではないかと思うのですが、もちろん現在では、各国の権威ある学会の中にプルービング委員会が設けられており、新たな薬理物質について厳格なプルービングが行われ、そのプルービングがきちっとなされたかどうかを審査する機関もあります。そしてその結論が正しいということになって初めて、レメディとして認可されることになります。

ハーネマンはそんなふうにして一〇〇種類ぐらいの薬理物質の作用を確かめました。そして

「類似のものによって類似のものを治す」という類似の原則を確立したのですが、そこで一つの問題に突き当たりました。マラリア患者にキナの皮をそのまま投与すると、もともとキナの皮は健康な人にマラリアの症状を引き起こす作用があるのだから、患者の症状は一層悪くなってしまう。それではまずいことになる。どうすればいいかということで、彼は薬理成分を薄めて使えばいいと考えた。薄めて使えば本来の症状を引き起こさずに治療効果が発揮できるのではないか。そこで彼は症状と治療効果を観察しながら、これなら大丈夫、これでも大丈夫と、もともとの成分をどんどん薄めていった。そして薄めれば薄めるほどよく効くということを発見する。これが第二の原則です。

第一の原則は「類似のものによって類似のものを治す」

第二の原則が「最小限度の効果的な投与で治療する」

ところがこの薄め方が並大抵ではないのです。これもまたハーネマンが天才だと思うのですが、彼はどんどん薄めていって、とんでもないところまで薄めてしまいました。それでも治療効果は落ちない。落ちないどころか、効果がさらに上がる。実はこのとき、彼は薄めるだけでなく、薄めた薬液を激しく振るということを行っています。ただ薄めるだけでなく、薄めながら激しく振る。そうすると薬の効果がより顕著になる。そういうことも発見しています。

薬を徹底的に薄める。それこそ薬用成分が一分子もないような状態にまで薄めることで、ホメオパシーのレメディというものは成り立っている。西洋医学がホメオパシーを攻撃するのはもっぱらこの点にあります。

「薬用成分が一分子も入っていないだって？　それじゃただの水と同じではないか。そんなものが効くはずがない。たとえ効いたとしても、それはプラシーボ（偽薬）効果にすぎない」

これに対してホメオパシー側は、こう反論します。

「これは物質性を排除して、薬物の霊魂が効いているのだ」

そう言われると、西洋医学側はだいたいにおいて口をあんぐり開け、「霊魂だって？　霊魂が効くなんて、どうやって証明できるのかね？」とぶつくさ言い、まるで話にならないといった顔つきで頸を振ります。

しかしその話を聞いたとき私は、ハッとしました。「霊魂が効く？　そうなのか！」と思ったのです。というのは、私は霊魂というのは場のエネルギーだと考えていたからです。ホメオパシーというのは「場の医学」なのだと思いました。宇宙が物質とエネルギーの場から成り立っているとしたら、物質性がなくなってエネルギー場だけが残り、そのエネルギーが人間のエネルギー場に作用する。ホメオパシーはそれを「霊魂」といっているだけで、その本質はまさにエネルギー医学だ、と直感したのです。

このように西洋医学は身体性の医学で、それはそれで人類の幸福に非常に貢献しました。ところが現在、難病として残っているのは、ほとんどが身体だけの病気ではないものです。心にもいのちにも関係する病気が、難病として残ってしまったのです。身体だけの病気なら西洋医学で対処できたけれど、心やいのちに関わる病気に西洋医学で立ち向かっていっても絶対に克服できない。今はそういう時代になっています。

4　エネルギー医学へ

そこで構築されつつあるのが、エネルギー医学というジャンルです。エネルギー医学の代表は、たとえば鍼灸です。鍼灸の経絡《けいらく》というのはエネルギーが通る道のことで、気はエネルギーのことですから、これらを扱う鍼灸はまさにエネルギー医学です。それと海外のエネルギー医学の本を読んで、必ず出てくるのがホメオパシー。この二つが両巨頭。私からみると中国医学は鍼灸だけでなく、漢方薬も身体に働きかける、というよりエネルギー場に働くものだと考えられるので、これもエネルギー医学といっていいと思います。ただ中国人はあまりそんなふうに考えていないので、私もあえて言わないのですが、そういう意味で、西洋はホメオパシー、東洋は中国医学がエネルギー医学ということになります。

ではエネルギー医学、あるいは人間のエネルギー場とはどういうことかというと、まず人間を身体だけでなく、「ボディ」と「マインド」と「スピリット」が渾然一体となった存在として診ることから始めなければならない。人間を丸ごととらえる観点です。

私はホリスティック医学を目指してきて、いまだ途上にいるのですが、人間を丸ごととらえるとはどういうことか。ボディ、マインド、スピリットとは何かということをいろいろ考えてきました。身体《ボディ》は目に見えるからいい。しかし心《マインド》とかいのち《スピリット》とかは目に見えない。そこが難しいわけです。

いのちというのは何だろうというときに、それは内なる生命場のエネルギーである。そのいのちのエネルギーが何らかの理由で下降したとき、これを回復するべくその場に備わった能力が自然治癒力である。そして自然治癒力といのちを合わせて、「生命力」と呼んでいるのだろうと。

心というのは、エネルギー場の刻々と変わる状況が脳細胞から表現されたものです。怒りとか悲しみとか、それらはエネルギー場の情報が脳細胞を通して、形となって表面に現れたものととらえられます。そうすると体・心・いのちと三つに分けてきたけれど、心といのちの本体はエネルギーであるということになります。つまり人間は二つの系、「身体系」と「心命系」から成り立っていると考えることができるわけです。「身体系」は細胞からなる身体そのもの、

「心命系」はエネルギー場――この二つの系を別のものと考えずに丸ごととらえていく医学、それが、すなわちホリスティック医学なのです。

たとえばがんという病気は、一見「身体系」の病気と考えられ、西洋医学における三大療法はそうした観点に立った治療法です。しかし実際はエネルギー場の問題が深くからんでいる。つまりエネルギー場の状況が乱れ、エネルギーの低下によってエントロピーが増大し、秩序の乱れた状態が身体系に表面化する。エントロピーの逃げ場がなくて、そこにがん細胞という固まりを作ってしまう。それががんという病気であると、私は考えているのです。

したがって身体だけ診ている西洋医学では、がんのような病気は、もはや手に負えない。心とかいのちにも目を向け、「心命系」のエネルギーを高めるような方法を積極的にやっていかなければ分からないぞと考えたのです。それがホメオパシーや中国医学などのエネルギー医学であるにちがいない。だからといって何も西洋医学を捨てろというのではない。エネルギー医学と西洋医学とが統合されていけば、がんといえども、将来はもっと治療しやすい病気になっていくにちがいないということです。

こんなふうに説明しても、大きな病気をしたことがない人には、なかなか分かってもらえないことが多いのです。エネルギー場の状況が乱れるといっても、いまひとつピンとこない人が大半です。ところが面白いことに、うちの病院に「名誉院長講話」という時間があって、私がそういう話をすると、がんの患者さんたちはニコニコしながら聞いている。私の話が分からないという人はほとんどいません。うちの患者さんたちは再発を繰り返している歴戦の勇者が多いので、直感的に、あるいは実感的に理解してもらえるようなのです。

いずれにせよ、医学はいま、身体系とエネルギー場を統合しようとする統合医学のところへ差しかかっています。そして統合医学を突き抜けると、ホリスティック医学になってくる。統合医学とホリスティック医学はどう違うかというと、統合医学は「病」というステージだけで物事をとらえている。病気を治すというステージにおける医学・医療ということでやがて統合医学の時代が来る。

ところがホリスティック医学は統合医学を突き抜けて存在しているので、「病」というステージだけではなく、「生」「老」「病」「死」の全部を相手にするのです。病というステージで身体やエネルギー場に生じた歪みを治すだけでなく、人間の丸ごと全体、生老病死のすべてを相手にする。生き方そのものから死後の世界までを整えていくというのがホリスティック医学です。

そういう意味でホリスティック医学は理想の医学で、将来はそうならなければいけないと目指すところです。しかしまだ統合医学に差しかかった段階でしかないのです。これから統合医学を突き抜けてホリスティック医学にいくには、まだまだ時間がかかるでしょう。残念ながら私が生きているうちは無理だろうと思っています。

5　みんなが霊性（エネルギー場）を認め始めた

ホメオパシーが「物質性を排除して、薬物の霊魂が効く」というと、何やら怪しげな宗教のように聞こえるかもしれません。同時に、依然として西洋医学との論争も絶えないのですが、しかしその一方で、現実にホメオパシーは臨床的な効果を出しているのです。臨床的なエビデンスもだんだん整ってきていて、たとえばグラスゴー・ホメオパシー病院のデイビッド・レイリーさんが、花粉症にホメオパシーがどれだけ効果を上げるかという二重盲検法による実証的な論文を発表しています。欧米ではそうした事実を認めざるを得ないところへきているのです。「霊魂」＝「エネルギー場」という考え方も、少しずつですが理解が進んできています。

日本でもやはり「霊魂」というと、医学会ではものすごい拒否反応があります。さすがに私も医者の集まりで「霊魂が効く」とは言えませんでした。「霊性」だとか「霊的」だとかいう言葉はなかなか使えません。ただ、私は以前から霊性とはいのちそのもの、場のエネルギーのことだと考えていたのも事実です。

霊性はなにも人間の独占物ではなくて、犬にも猫にもあります。そのへんの街路樹にもあるし、道端の石ころにもある。建築物にもある。物質と空間があればそこにエネルギーがある、それが霊性なのだと、そう思っていました。ただ霊性などという言葉を口走ると、怪しげな人間に思われるのでなるべく口に出さないようにしていました。

ところが七、八年前、ある人と新宿の飲み屋へ行ったときに、彼が「読んでください」と言ってポケットから新聞記事のコピーを出しました。それは、WHO（世界保健機構）が健康の定義の中に「スピリチュアル」という言葉を入れるかどうか検討しているという記事でした。コピーには、「霊性と取り組み始めたWHO」という見出しがついていました。その原案作りに日本から参加していた京都の数学者で仏教者でもある人が、WHOが「スピリチュアル」という言葉を検討するにいたった顚末《てんまつ》を書いたものです。不思議なことにその本人はこの記事を書いた後、間もなく亡くなってしまいました。

その記事を読んだときの感覚はいまでもまざまざと思い出すことができます。全身に震えがきそうなほどの衝撃を受けました。WHOが健康の定義に「霊性」という言葉を取り上げようとしている。ついにここまできたかと思ったのです。

WHOが定義するということは、世界が霊性を認めるということです。そうなったらこれは大変なことになると、私は本当に興奮しました。ただその後、その原案が総会にかけられたという話は伝わってきません。総会に提案されていないようなのです。というのは、参加国の中に反対するところがいくつかあり、日本もその一つですが、総会にかけて決議する際に、WHOは満場一致を原則としているので、その根回しがまだできていないということなのでしょう。

そのときおかしかったのは、私が興奮してそれをちょっとしゃべっただけで、ある医学雑誌から原稿を書いてくれと依頼が来たこと、それから後、私が霊性という言葉を使っても、露骨にいやな顔をする医者がいなくなったことです。WHOで原案が作成されたという情報が行き渡っただけで、医者たちの意識が変わってきたのです。それぐらいショッキングなテーマの事件だったのです。エネルギー医学がこれから普及する上で、あの原案は非常にいいステップを作ってくれました。医者の意識をそちらに向けてくれた意味は大きかったと思います。

6 やっぱり人間をトータルに診ること

関西の病院で治療を受けていた四十歳ぐらいの女性で、悪性リンパ腫の患者さんが私のところへ来て、「西洋医学の治療じゃないことをやりたい」と言います。診ると、かなり厳しい状況です。とりあえず入院してもらい、気功と漢方薬の服用、サプリメントを飲むなどをしてもらいました。一カ月入院して、それでも白血球が一〇〇〇ぐらいしかない苦しい状態でしたが、元の病院へ帰っていきました。その人がついこの間、また外来に来たのです。退院してから三カ月ぐらい経っていたのですが、非常に元気です。そこでおっしゃるには、実は来週、あちらの病院で全部検査する。あちらの先生が「帯津病院での成果を見たい」と言っているという。成果を見たいというのは、多少はそういう正直な気持ちもあるだろうけれど、本心は「成果なんか上がるわけがない」と思っているようだ。だから検査したいというのは、成果が上がっていないことを確かめるのを楽しみにしているところがある……そんなことを患者さん当人がニコニコしながら言うのです。

西洋医学というのはいまだにそういう状況です。西洋医学コチコチの医者に何がもっとも欠けているかといえば、患者さんをトータルに診るという視点です。まずもって患者さんをトータルに診るという医者にお目にかかった経験がない。彼らは患者さんの身体だけしか診ていない。壊れた機械としてしか診ていない。この人は壊れた機械だ、壊れた冷蔵庫と同じだと。だから医療がよくならないのです。

医療は医学と違います。医療というのは、そこにある場の営みです。患者さんを中心にして医者、看護師、家族、友人、他の患者さんなどいろいろな人が集まってできる場の営みなのです。医学は確かにどんどん進歩している。しかし医学は一つのサイエンスから発生したテクニックであって、場の営みの効果を少しでも上げるための手段にすぎない。いい医療を行っていくということと、いい医学とは違います。身体だけ診て、患者さんをトータルに診ないような人が医療者側に多くいると、いい医療にはならない。そういう意味でもホメオパシーや中国医学が普及してきて、人間をトータルに診る医者が増えてくると医療の質が上がっていきます。

患者さんをトータルに診るというのは、何もこ難しいことをしろというのではありません。まず、診察室に入ってきた患者さんの顔を見れば、その人のだいたいの状態が分かるものです。

「あなた、顔色がいいね」

「いや、顔色だけはいいと言われます」

などと、何でもない会話をする。それが大事なのです。

あるとき肺がんのおばあさんが、わざわざ北海道からやってきました。そのおばあさんは

「わたしは何もしたくない」と言います。

「西洋医学はいやだ、ほかの治療もしたくない」

「少し入院しますか」

「いえいえ、とんでもない」

それではいったい何のためにはるばる北海道から来たのかと思ったのですが、家族に「帯津三敬病院へ行ってみたら」と薦められて来たようです。それで「そう長い命でもないようなの

で、一日でも多く自分の家にいたい」と。私も「それはもっともな話だ」と思って、「それじゃ、漢方薬ぐらい飲んでみますか」と言うと、「漢方薬ぐらいならいいですよ」と言って、調合した漢方薬を持ち帰りました。

それから何回か漢方薬の注文が来て三カ月ばかりしたところで、そのおばあさんが病院へ現れました。診療室に入ってきたのを見ると、前よりずっといい顔をしている。これはすごいと思って、

「あなたの顔色があまりいいから、ＣＴを撮りたい」

と言って撮ってみると、肺にあった大きな腫瘍がもう痕跡みたいになっている。漢方薬が効いたと速断してもいけないのですが、私のところでは漢方薬しか渡していません。大事な点は、そのときの顔色で判断する。そういう訓練を積めば、それだけでいろいろなことが分かってきます。

もう一つ大事なことは、身体を触ってみること。お腹の弾力、呼吸の音、リンパ腺の腫れがないかなど、患者さんの身体に触りながら確かめていけば、ある程度、この人はいい状態にあるか悪い状態にあるかが分かります。

先日、食道がんになった、私より一年下の大学の後輩が診療を受けに来ました。最初にやってきたのは四年前ですが、あらためて検査してみるともう転移があって、ちょっとこれは無理

だなというような状態です。それで「きちんとした治療をしなければダメだ」と話して、県立がんセンターに私のほうから依頼しました。がんセンターでは大量の抗がん剤を投与して、患部を小さくしてから手術した。それがうまくいって元気になったのです。それで私のところへ来て、ホメオパシーをやったり、気功をやったりしていた。

食道がんは三年経てば、ほぼ安全圏といえます。プライマリー（初期）が小さいときは、三年経てばだいたい大丈夫です。ところが彼の場合は、転移の状態がひどく、それを辛うじてよくしたわけです。油断してはいけなかったと私も反省していたのですが、彼も三年経ったからと、いろいろなことに手を抜き出したようです。そうこうしているうちに一年前ぐらいに、肺への転移が見つかったのです。肺の転移はまだ一個だから手術したほうがいいというので、また県立がんセンターに入ったら、手術をする何日か前に、今度は舌がんが見つかった。これは転移ではありません。別のものです。その両方の治療をやっと終えて、ほうほうのていで久しぶりに、先日、私の前に現れたわけです。

そこで私が、「腹を診るから、お腹を出して寝てください」と言うと、彼は横になって「こういうことを、あっちの病院はやってくれないんだよね」と、ポツンと言いました。

県立がんセンターではまったく身体に触らないというのです。医者はコンピュータの情報だけを見ている。彼が嘆くのは、大きいリンパ腺が腫れていて、これは食道がんからの転移だと考えられるのですが、それを数日のうちに手術することになった。リンパ腺を一個取っても何のたしにもならないのですが、腫れて痛いから手術して取ると言われたようです。身体に触ってくれていれば、もっと早く対策がとれたはずなのにと彼は言います。コンピュータにインプットされた血液の情報には出てこないことだからです。

実際、私が触診してみると、別のリンパ腺が腫れているのが分かります。それはまだ小さく痛みはないのですが、腫れてくれれば、いずれ痛くなる。「こっちにもあるよ」と私が言うと、「触ってくれていれば分かるんだよね」と、彼はまた嘆くのです。

西洋医学の根幹には、「実証こそが最良の医学」（EBM＝エビデンス・ベイスト・メディスン）という考え方があります。医学はサイエンスですからそれはそれで当然なのですが、医療の現場では、それ一辺倒ではいけません。検査のデータだけを見て、「大丈夫ですね。今までどおりの薬を出しておきますから」などと言って、患者さんの顔も見ないのでは医療とはいえません。患者さんのほうも「医者は自分の顔を見てくれない」と思って、さびしい気持ちになる。それは理屈ではなく、本能的な感覚の問題です。医療というのは何よりもコミュニケーションの場なのですから。

そういう意味からするとホメオパシーというのは、人間を丸ごとつかまないとレメディが決まってこない。腰が痛いといっても、その痛みにはいろいろな原因がある。単なる過労なのか、あるいは膵臓《すいぞう》かどこか内臓器に異常があるのか。「腰痛は怒りである」と表現した人がいますが、怒りが原因になっているのかもしれないし、悲しみが原因になっているのかもしれない。原因はいくらでも考えられる。そこまで話を聞いて、どうもこの人は悲しみが原因の腰痛だなと判断して、そのためのレメディを選ぶ。

そこへいたる判断というのは、その人を丸ごと見ていかなければダメなのです。コンピュータを見ているだけでは出てこない。だからホメオパシーをできる医者が増えてくると、コンピュータばかりを覗《のぞ》いてる医者が減ってくると思います。そうすれば医療の質が上がってくる。そういう点でもホメオパシーの意味は大きいと考えられます。

今度は患者の場合です。少し前のことですが、浦和のほうのさるすじの幹部のような人が、人を介して私のところへ来ました。心筋梗塞ではないのですが、心臓に問題がありそうだから診てくれというのです。私は心臓の専門医ではありませんから、最終的には専門家を紹介したのですが、最初、幹部氏が漢方薬を飲みたいというので漢方薬を出しました。

次回来たとき、私はノーマン・カズンズの本を家から持ってきて、「こういう人もいるのだから、よかったらこれをよく読んで、日常生活の中で治していくようにしなければだめだよ」

と言いました。ノーマン・カズンズはもともとジャーナリストですがのちにカリフォルニア大学の生物学教授になり、笑いで心筋梗塞を克服し、膠原病も克服した人です。その経験を書いた『笑いと治癒力』（岩波文庫）という本です。

そうしたら幹部氏いわく、

「おれはそんな本は読まない。おれは治してもらいたいから来ているんだ。ほかのことはしない」

これは無理な話だったかなと後で反省したのですが、この幹部氏と同じような人はたくさんいます。医者にもたれかかってしまう人です。故障したところを治してくれればいい、できることなら本人が何も知らないうちにパッと治してくれと。

ところがこれががんの患者さんだと、私の考えをすぐ分かってくれる。がんの再発を何回も繰り返しているような人は、いろいろなことを自分なりに考えて、気づいてくるのです。学問の有無に関係なく、もの分かりがよくて、理解力が生まれてきます。だから人間というのは、がんのように死と向き合わざるを得ないような状況にならないと、なかなかそういう境地にはいかないのかなと思うのです。

とくに最近、若い人のがんが多くなっています。

三十代の女性で肺がんという人がざらにいます。私としても何とかしてあげたいと痛切に思うのですが、これはどうしてかというと、やはり「自己」と「非自己」です。つまり地球の場の自然治癒力みたいなものが落ちているのではないかと思うのです。地球の場全体というのは、人間一人ひとりの場によって構成されているわけですから、地球の場のエネルギーが落ちてくると、それが先天的に遺伝的な抵抗力が弱い人のところへしわ寄せがいって、がんとして発現されてくるのではないかと思います。だから、その人が悪いのではない。彼らは時代の犠牲者なのです。そういう人が少なくないという現状をなんとかしなければいけない。

それともう一つ、これからホリスティック医学の時代になっていくと、生老病死の丸ごと全部ですから、自分でする養生と、医者がやってくれる医療との境目がだんだんなくなってくると思います。渾然一体となる。そうなると、苦労して食事を制限するとか、玄米食はいいが肉は食べないというようなことをしなくてすむ。あるがままに、「タオ」の流れにしたがって生きていくのが一番いいということになる。

「タオ」というのは老子の言葉で、伊那谷の山奥に住む異色の英文学者にして詩人である加島祥造さんの解釈を借りれば、「大自然の活力《エナジー》」であり、「すべてのものを産む」ところの「大いなるもの」です。

この「タオ」の流れにしたがって生きていけば、エネルギー場から発生する病気というものは少なくなってくる。病気は一〇〇パーセント治らなくても、ソコソコよくなってくる。

医者はもとより、患者さん自身も、あるいは健康で病気など知らないという人も、一人ひとりがそういう意識を持つことで、医療がよくなり、いのちの場が広がり、地球の場のエネルギーもまた活力を取り戻すだろうと思うのです。

［おわりに］

人と人との共鳴から「回復」が生まれる

板村論子

「ホメオパシーで治りますか？」と、質問されることがよくあります。それが一般論的な質問である場合と、病気の人からの切実な問いかけである場合とでは、わたしの答え方も少しニュアンスが違ってきますが、それ以前にいつも考えるのは、「治るとはどういうことなんだろう」ということです。

一般に「治癒」というのは、治療者側からみた客観的な事実や判断によっています。一方、「回復」は病気の人の主観的な意味合いが強いものです。したがって治療者側が客観的事実によって「治癒した」と判断しても、病気の人はまだ「回復していない」と感ずるようなことがしばしば起こります。

もともと「健康」（health）という言葉は、語源的に「全体」（whole）から発していて、人は調和のとれた全体、健やかで幸福な全体を望んでいることから、そのような状態にあることを指して「健康」といいます。そして病気の人がそのような健やかで幸福な状態へ向かうことが「回復」です。

人には誰でも病気を治そうとする力、自然治癒力が備わっています。ホメオパシーは病気の人が本来持っている自然治癒力に働きかけ、調和のとれた全体を取り戻し、より健やかで幸福な状態、つまり健康への「回復」を手助けする医療です。

精神科医のハインツ・コフートは、「患者が人生の楽しみを以前よりももっと強烈に体験することができるという事実によって治癒が確認される」と述べています。これをわたしなりに解釈すると、病気からの「回復」とは、たんに病気になる前の状態に戻ることではなく、その人の生き方そのものが変わるということではないかと思っています。実際、わたしはある患者さんから「先生は私の人生を変えた」と言われたことがあります。わたしは、「あなたの人生が変わったのだとしたら、変えたのはわたしではなく、あなた自身が自分の力で変わったのです」と答えましたが、患者さんにとって本当の意味での「回復」とは、治療者側からは想像できないほどの強烈な体験なのだといえるのかもしれません。

ホメオパシーでは病気の人と治療者との関係がきわめて大切です。レメディは道具ないし手段であり、「回復」は人と人との関係の中から生まれてくるのです。日々の診療の中で、患者さんが「先生と出会えてよかった」というような言葉を口にしてくれることがありますが、ホメオパシーを通してその人と出会ったことで、わたし自身がより多くのことを学んでいるのです。

わたしたちは日々生きているコンテクスト（関係性）の中で、他者を理解しようとします。しかし人は複雑で多様ですから、先入観や偏見を排除してその人を「あるがままに」理解することは非常に難しいと思います。ホメオパシーにおいてはレメディの選択一つをとっても、病気の人のコンテクストの中で、その人を「あるがままに」理解できなければ先へ進めません。この場合、治療者としての医学的な知識による理解はあって当然ですし、ホメオパシーの知識もむろん重要です。

しかしそれ以上に大切なのは、関係性の中での「感性」だと思います。わたしが病気の人を理解するといっても、それはあくまでも治療者としての理解であり、主観が入ることは避けられません。そのとき病気の人を「あるがままに」とらえられるとしたら、それは相手と共鳴する「感性」ではないかとわたしは考えています。そしてそうした感性を培ってくれるのは人生の経験であり、患者さんとわたしの出会いによる経験の積み重ねなのです。そういう意味においても、ホメオパシーはその人の生き方に関わる治療法であり、とても奥の深い治療法だといえるのではないでしょうか。

本書がきっかけとなって、病気の人と治療者との出会いが生まれ、ホメオパシーを通じてお互いの感性の交流が生まれ、病気から健康への「回復」の手助けになるとしたら、これ以上の喜びはありません。

（日本ホリスティック医学会専務理事・帯津三敬塾クリニック院長）

二〇〇六年一月

●ホメオパシー治療をご希望の方は左記へお問い合わせください。

日本ホメオパシー医学会（ＪＰＳＨ）事務局
〒１０１―００３２
東京都千代田区岩本町１―６―７　宮澤ビル６０１
ＦＡＸ　０３―５８２１―７４３９
E-mail　jpsh@mbk.nifty.com

《資料》本書で取り上げたレメディ（登場順。発音表記は通称に準じます）

	レメディ名	原材料・由来	登場するページ
1	アリウム・セパ (Allium cepa)	アカタマネギ	36　60　81
2	ユーフラシア (Euphrasia officinalis)	ゴマノハグサ科コゴメグサ属の一年草アイブライト	36　60　81
3	カル・カーボ (Calcarea carbonica)	牡蠣の殻の真珠層	39　60　123 127
4	ベラドンナ (Belladonna)	アトロピンを含む ナス科の植物	42　60　173 174
5	フェラム・フォス (Ferrum phosphoricum)	リン酸鉄	47　60
6	アコナイト (Aconitum napellus)	トリカブト	47　60　88 124
7	フォスフォラス (Phosphorus)	白燐	47　60　76　77 78　93　94　113
8	ナトラム・ムリアティクム (Natrum muriaticum)	天然塩	48　60　89　93 102
9	ルス・トクス (Rhus toxicondendron)	ポイズンアイビーとポイズンオーク	51　61　72 102　103　127 174
10	アピス (Apis mellifica)	ミツバチ	51　61　119
11	ウルティカ・ウレン (Urtica urens)	イラクサ	51　61
12	アムブロシア (Ambrosia artemisiefolia)	ブタクサ	67　82
13	サバディラ（Sabadilla ）	ユリ科の植物のタネ	70　82
14	アーセニカム (Arsenicum album)	三酸化二砒素	71　72　81　96 97　99　107 122　123　125 126　127　131 141　149　162

15	サルファ（Sulphur）	硫黄華	72　100
16	セピア（Sepia）	ヨーロッパコウイカ	72　102　125
17	ヌクス・フォミカ (Nux vomica)	ポイズンナット （マチン）の種子	73　160
18	カリ・ビック (Kali bichromicum)	重クロム酸カリウム	73　74
19	プルサティラ (Pulsatilla)	セイヨウオキナグサ	75　82　89 124　158　174
20	ドルカマーラ (Dulcamara)	ウッディナイト シェード	79　161
21	キナ（Cinchona officinalis）	キナの樹皮	79
22	スタフィサグリア (Staphysagria)	ヒエンソウ	85　86　87　90 91　123　126
23	スージャ (Thuja occidentalis)	ニオイヒバ	86　87
24	プラチナ（Platinum）	プラチナ	91
25	シリカ（Silica）	二酸化珪素	93
26	リコポディウム (Lycopodium clavatum)	ヒカゲノカズラ	95
27	イグナティア (Ignatia amara)	イグナテウス豆	97　123
28	カルカレア・フルオリカ (Calcarea fluorica)	フッ化カルシウム	102
29	ラヌンクルス (Ranunculus bulbosus)	セイヨウキンポウゲ	103
30	ニトリカム・アシッド (Nitricum acidum)	硝酸	104
31	コースティカム (Causticum)	消石灰と重硫酸 カリウムの混合物	105　123　172
32	ラケシス（Lachesis）	ブッシュマスター	105　162
33	カルボ・ベグ (Carbo vegetabilis)	木炭	115　126

34	グラフィテス（Graphites）	石墨	117　119
35	フォスフォリック・アシッド (Phosphoricum acidum)	リン酸	123
36	オーラム (Aurum metallicum)	金	123
37	カルシノジン (Carcinoginum)	がん細胞	124　126　127 137
38	ハイドラスティス (Hydrastis canadesis)	キンポウゲ科の多年草ゴールデンシール	126
39	ゲルセミウム (Gelsemium sempervirens)	イエロージャスミン	127
40	ロードデンドロン (Rhododendron chrysanthum)	ツツジ科の常緑小灌木（ロードデンドロン）	127
41	フィトラッカ (Phytollaca decandra)	アメリカヤマゴボウ	131
42	コニウム (Conium maculatum)	毒ニンジン	132　133
43	マーキュリアス (Mercurius　solbilis)	水銀	143　144　149 162
44	アルニカ (Arnica montana)	キク科の多年草	175
45	アルグニット (Argentum nitricum)	硝酸銀の結晶	175

帯津良一（おびつ　りょういち）

1936年埼玉県生まれ。東京大学医学部卒業。東大病院第三外科医局長、都立駒込病院外科医長を経て、1982年帯津三敬病院を開設。現在、同病院名誉院長。日本ホリスティック医学協会会長、日本ホメオパシー医学会理事長、調和道協会会長などを兼務。2004年春、東京・池袋に統合医学の拠点、帯津三敬塾クリニックを開設。毎朝欠かさずに取り組む気功、全力投球の診療、そして夕刻の酒精で、自らの「いのち」のエネルギーを高めながら、いい場を創ろうと全国を行脚している。

板村論子（いたむら　ろんこ）

1957年大阪府生まれ。関西医科大学卒業、京都大学大学院博士課程修了。東京慈恵会医科大学勤務、マウントシナイ医科大学（米国'92－'94）留学。帯津三敬病院を経て、現在、帯津三敬塾クリニック院長。医学博士。日本ホメオパシー医学会専門医、日本皮膚科学会認定皮膚科専門医、日本心身医学会認定医、日本代替・相補・伝統医療連合会認定医。日本人として初の英国 Faculty of Homeopathy専門医（MFHom）。日本ホメオパシー医学会専務理事。LMHI National Vice-President for Japan。訳書に『医療従事者のためのホメオパシー』（ボブ・レクリッジ著）、『女性のためのホメオパシー』（バリー・ローズ&クリスティーナ・ソコット-モンクリフ著　共訳　いずれもエンタプライズ刊）などがある。

花粉症《かふんしょう》にはホメオパシーがいい

初刷　二〇〇六年二月二十五日

著者　帯《おび》津《つ》良《りょう》一《いち》
　　　板《いた》村《むら》論《ろん》子《こ》

発行人　山平松生

発行所　株式会社　風雲舎

〒162―0805　東京都新宿区矢来町122　矢来第二ビル
電話　〇三―三二六九―一五一五（代）
注文専用　〇一二〇―三六六―五一五
FAX　〇三―三二六九―一六〇六
振替　〇〇一六〇―一―七二七七六
URL　http://www.fuun-sha.co.jp/
E-mail　mail@fuun-sha.co.jp

印刷　真生印刷株式会社
製本　株式会社　難波製本

ISBN4-938939-41-X

風雲舎の本

ボロボロになった覇権国家《アメリカ》

北野幸伯

ものごとは反対側から見るとよく分かる。クレムリンの視点から覗いた混沌世界の真相。平和ボケ日本人に「目を覚ませ！」と冷や水をぶっかける若きモスクワ留学生の確かな眼。

（定価１５７５円）

ストン！

藤川清美

何かを実現したいと望む。念じてみる。メモに書き、口に出し、繰り返しいつも念じる。ある日、ストンと腑に落ちる。潜在意識にお任せすると、きっと願いは実現する。

（定価１４７０円）

48時間浄化法《リフレッシュメント》

スージー・グラント　藤野邦夫訳

週末二日間の暮らしをちょっと変えてみる。続ける。何かが変わってくる。ポイントは日々の食品。健康になるというのは、ほんのちょっとした心配りなのさ……。

（定価１６８０円）